Initiation à la recherche en soins et santé

Formation

Initiation à la recherche en soins et santé

Ouvrage coordonné par **Marie-Claude Moncet**

Chantal Eymard

Éditions Lamarre
1, avenue Édouard-Belin
92500 Rueil-Malmaison

ISBN 2-85030-792-0

Sommaire

Sommaire

Sommaire

Sommaire

Préface

Ce livre s'adresse à toutes les personnes qui souhaitent comprendre ce qu'est la recherche et/ou participer à des recherches, ainsi qu'aux apprentis chercheurs. Tout professionnel de santé est amené à lire des comptes rendus de recherche en santé et en soins. Se pose alors la question de l'intérêt et des limites de ces différents travaux. En vous initiant aux méthodologies de la recherche, vous serez plus à même de comprendre et donc d'effectuer une lecture critique des différentes publications de recherche. C'est un des objectifs de cet ouvrage. La recherche en santé et en soins est au cœur du développement de la qualité des soins et de l'ensemble des prestations en santé. Les professionnels de la santé et du soin sont amenés à participer à des travaux de recherche et/ou à initier eux-mêmes des recherches en lien avec leurs pratiques.

Cet ouvrage se propose d'aborder les notions de base pour s'initier à la recherche. Il ne prétend pas à l'exhaustivité en la matière. Il se décline en deux parties.

• La première partie vise la compréhension des méthodes de recherche afin de pouvoir effectuer un choix éclairé. L'option prise est celle d'une approche plurielle des méthodologies de la recherche. En effet, comme nous le développons, la recherche en soins, comme toutes les recherches qui s'intéressent à l'humain, ne peut pas se satisfaire d'un seul modèle, d'une seule méthode de recherche et se réduire ainsi à la recherche expérimentale ou à la méthode clinique ou, d'ailleurs, à n'importe quelle autre méthode. Chaque méthode de recherche possède un intérêt et des limites.

• La méthode expérimentale centre son observation sur les résultats du test de l'hypothèse de la relation entre une variable indépendante et une variable dépendante pour une explication généralisable des phénomènes. Le dispositif de recherche tente de maîtriser tout ce qui varie sur le terrain de la recherche et d'isoler les variables qui intéressent le chercheur. Cette méthode facilite la perception des invariants et la généralisation et produit ainsi des savoirs objectivés (qui peuvent être remis en cause).

• La méthode différentielle étudie la variabilité des comportements. Centrée sur ce qui différencie les sujets quant à des facteurs intrinsèques ou extrinsèques, elle permet de rechercher des corrélations entre des variables individuelles et de repérer ainsi des catégories de fonctionnement des sujets. La variabilité interindividuelle est considérée comme fondamentale dans le processus d'adaptation. Elle peut soit avoir un statut périphérique, soit être au centre de la recherche et des préoccupations du chercheur.

• La méthode clinique œuvre pour la vérité du sujet et non pour une vérité en soi. Son projet est la découverte du cas clinique à partir d'un travail d'écoute du récit singulier du sujet se racontant et ayant la possibilité de s'écouter se raconter. Elle s'intéresse au langage, au sens particulier qui émerge de l'interaction entre le chercheur et le ou les sujets impliqués dans la recherche. Le travail a l'implication du chercheur est objet de connaissance pour la recherche. Elle conduit à l'exposé d'un cas clinique rencontré à partir du récit d'un ou de plusieurs sujets.

• Les méthodes de l'ethnos s'intéressent aux groupes sociaux et à leurs marquages identitaires. Le chercheur se propose de communiquer la parole et les habitus d'un groupe social identifié par rapport à un phénomène étudié. Il n'a pas d'hypothèse *a priori* à tester. Il accueille et recueille des données sur le terrain (écriture du journal de recherche) et travaille à leur interprétation à la fois sur le terrain et de retour du terrain.

• La méthode historique cherche à comprendre et à expliquer certains faits ou phénomènes à partir de leurs traces historiques. Elle définit une ou plusieurs périodes de l'histoire qui constituent le contexte historique de l'observation du fait ou du phénomène étudié. Le traitement des données est centré sur l'enchaînement des événements et des conséquences. L'interprétation se construit dans le cadre d'une analyse critique des contenus.

La rencontre avec les sujets impliqués dans la recherche est une phase importante. Elle participe à la relation qui se construit entre le chercheur et le terrain de la recherche. La posture du chercheur ou de l'apprenti-chercheur y joue un rôle déterminant. Qui est-il ? En quoi est-il légitimé pour mener une recherche sur ce phénomène ? Quel lien entretient-il avec l'objet étudié, mais aussi avec le terrain de la recherche ? Que dit-il aux sujets impliqués dans la recherche sur sa posture, sa question de recherche ? C'est pourquoi nous avons pris le parti de développer cette question.

Cette partie aborde aussi les notions de projet et de protocole de recherche. Elle présente les étapes à suivre dans tout protocole de recherche.

• Dans la seconde partie, nous nous sommes intéressés au recueil et au traitement des données. Le choix de la population observée ainsi que celui des outils et techniques de recueil et de traitement des données doivent être pertinents par rapport aux objectifs de la recherche. Une des erreurs les plus fréquentes dans l'apprentissage de la recherche relève du déplacement de l'objet étudié entre la phase de problématisation et celle de construction du dispositif de recherche, qu'il s'agisse d'un changement de population ou d'une inadéquation de l'outil. Dans tout processus de recherche, il y a un temps de traitement des données. Le type de traitement des données est lié à la méthode choisie. Les méthodes, qu'elles soient expérimentale, différentielle ou historique, nécessitent l'abord des statistiques. Nous verrons que la statistique est une science à part entière. L'analyse statistique des données est abordée succinctement avec la présentation des notions et tests statistiques qui peuvent vous permettre de lire un résultat de recherche ou d'effectuer un traitement de données. À ceux qui souhaitent approfondir une question, quel que soit le chapitre concerné, la bibliographie apporte des éléments de références. Il en est de même pour l'interprétation clinique.

La position qui est la mienne aujourd'hui en ce qui concerne la recherche en soins, en éducation et en santé s'est construite à travers mon expérience de soignante et d'enseignant chercheur en sciences de l'éducation. C'est à partir des lectures d'ouvrages et d'articles, des rencontres avec des collègues de travail, des chercheurs, de l'accompagnement des apprentis-chercheurs étudiants et/ou professionnels du soin, de leurs cheminements et leurs questionnements tout au long du processus de recherche, que j'ai élaboré cette approche. Je les en remercie. Elle ne prétend pas à une vérité en soi, mais davantage à l'avancement d'une réflexion, d'un positionnement épistémologique et méthodologique sur la construction des savoirs. La recherche en soins se construit et se développe depuis peu. Elle se doit de respecter des critères de scientificité si elle veut œuvrer à sa reconnaissance. Elle participe des principes éthiques du fait qu'elle s'intéresse à l'être humain singulier et social confronté à des problématiques de santé. La question de la réflexion éthique du chercheur et des règles sur lesquelles il peut s'appuyer est abordée tout au long de l'ouvrage. Nous considérons cette question comme transversale à la méthodologie de la recherche.

I

Approche méthodologique : comprendre et choisir une méthode de recherche

Introduction

L'approche méthodologique privilégiée dans cet ouvrage défend l'idée que chaque méthode de recherche offre un éclairage particulier de l'objet étudié. Il n'y a pas de bonne ou de mauvaise méthode ; certaines méthodes ne sont pas meilleures ou plus performantes que d'autres. Toute méthode de recherche, par l'approche qu'elle privilégie, présente des intérêts et des limites. Il ne s'agit pas ici de plébisciter une méthode de recherche au détriment des autres. Chacune d'elles est abordée en repérant son intérêt et ses limites en ce qui concerne la recherche en soins et santé. Les notions élémentaires nécessaires à la compréhension et à l'utilisation de chacune de ces méthodes sont apportées, après avoir défini la notion de recherche, différencié méthode et méthodologie et spécifié le terme problématique.

Cependant le débat scientifique sur le choix d'une méthode de recherche passe inévitablement par une approche de la notion de recherche scientifique et l'abord des courants de pensées qui y participent. C'est ce que nous nous proposons d'aborder dans un premier temps. Cela nous conduira à proposer une définition de la recherche en soins et santé. Nous avons pris le parti de développer un paragraphe sur la notion de méthodologie, ainsi qu'un paragraphe sur la notion de problématique. En effet, ces notions souffrent d'un effet de mode. Elles sont utilisées dans le langage courant, ce qui participe d'une certaine manière à leur ouverture à un large public, mais aussi à une confusion entre le sens donné par l'usage quotidien et celui attendu par le processus de développement d'une méthodologie ou d'une problématique.

1

Notion de recherche et types de recherche

A Introduction

L'utilisation du terme « recherche » signifie qu'il y a une personne ou un groupe de personnes qui cherchent ; étymologiquement, le terme « chercher » vient du bas latin pour indiquer l'idée de « faire le tour de, parcourir pour examiner… » puis « fouiller, scruter… » (A. Rey, 1997, p. 406).

Le suffixe « re » dans « recherche » ne signifie pas que l'on recommence quelque chose, que l'on cherche encore une fois, mais on peut y lire l'intensité du verbe « chercher ». D'une part, un chercheur commence une recherche à partir d'un état x des connaissances et des savoirs scientifiques. La recherche est un processus de développement des savoirs scientifiques. Tout objet de recherche se situe donc dans un ensemble de connaissances et de savoirs scientifiques. Le chercheur questionne cet objet à partir d'un état des lieux des connaissances et savoirs scientifiques le concernant ; il ne part pas de rien. D'autre part, un chercheur n'a jamais fini de chercher. Il est chercheur avant d'être trouveur, non pas qu'il ne soit pas sous l'emprise du désir de découvrir quelque chose, mais sa préoccupation première est bien de parcourir en tout sens, de fouiller. Le travail d'une question de recherche en appelle une autre. Lorsqu'un chercheur ou une équipe de chercheurs pensent avoir découvert quelque chose, ils ont tout intérêt à ne pas s'arrêter trop vite de chercher. Le chercheur se doit de questionner, interroger, ce qu'il pense avoir trouvé : quel en est le sens ? Quel est l'intérêt et quelles sont les limites ? Dans quel contexte s'inscrit la recherche ? Quelles sont les pressions sociales et économiques du moment ? Quelles pressions ou influences personnelles ont pu participer à ce résultat ? Cette réflexion critique du chercheur sur ses propres travaux est un des critères de la rigueur scientifique.

B La recherche scientifique

La recherche scientifique œuvre pour la compréhension et/ou l'explication des phénomènes en produisant des connaissances généralisables, transférables et communicables à une communauté scientifique et professionnelle.

Ces connaissances peuvent conforter, amplifier, élargir des lois ou des modèles ou des théories ; mais elles peuvent aussi les remettre en question, les bousculer, les contredire, mettre en évidence certaines de leurs limites, et participer ainsi à l'élaboration d'autres théories, lois, modèles... La demande de connaissances peut provenir d'une question ou d'un problème que se pose le terrain des pratiques, ou du chercheur lui-même.

Deux grands courants de pensée s'affrontent sur le terrain de la recherche.

- **L'approche mécaniste** de la recherche pour qui tout phénomène a une cause. Cette approche valorise le rationnel, l'objectivité, l'universalité, l'ordre, la distinction, la maîtrise. La démarche de recherche se construit sur un *a priori* théorique, c'est-à-dire sur un point de vue théorique que le chercheur adopte avant la rencontre ou l'expérience sur le terrain. Cet *a priori* théorique constitue ce qu'on appelle l'hypothèse de recherche. La démarche aprioriste en recherche s'est développée dans le courant de la révolution galiléenne. Cette révolution épistémologique confère à la nature et à l'univers des principes d'ordre, de mesure, de prévisibilité, de lois générales immuables, d'ordonnancement. Elle sépare science et religion, science et foi. La science rompt alors avec l'à peu près, l'errance, l'imprévisible, la singularité (les quantités négligeables doivent être négligées). Elle œuvre pour la généralisation et la systématisation de la notion de loi, la maîtrise d'un réel, la découverte de la vérité, l'analyse causale, la réduction au simple, au visible, au compréhensible. En excluant la prise en compte des causes premières, l'approche mécaniste privilégie la question du « comment » par rapport à celle du « pourquoi ».

  Le désir d'expliquer les phénomènes et de trouver des réponses générales ou généralisables aux questions de départ est affiché clairement. La recherche se centre sur des phénomènes qu'elle transforme en faits en les découpant en éléments simples afin de produire une connaissance la plus objective possible du monde. Elle cherche à montrer des relations constantes et vérifiables entre des faits observables. L'objectivité prend le pas sur la subjectivité, l'inductif sur le déductif, l'art de la démonstration sur celui de l'interprétation.

- **L'approche biologique** se situe à l'opposé d'un point de vue paradigmatique. Elle part du principe que les êtres vivants ont une force vitale qui échappe à la saisie expérimentale. Elle œuvre pour la reconnaissance de l'irréductible, du relativisme, du scepticisme, de l'objet se construisant chemin faisant, de la complexité du regard à porter sur le sujet et/ou l'objet. Centrée sur la singularité des sujets et/ou des groupes, le chercheur tente alors de comprendre les phénomènes dans leur unicité. Cette approche ne part pas d'hypothèse *a priori*. Elle est a postérioriste.

Contrairement à la démarche aprioriste, la démarche a postérioriste part de ce qui vient après la rencontre, l'expérience du terrain. Le terme expérience n'est pas à entendre ici dans le sens d'expérimentation. Il désigne l'expérience du commun, l'ensemble des acquisitions faites au quotidien, dans la confrontation au même, au différent, au prévu, à l'imprévu, dans la rencontre avec l'autre chose ou L'Autre sujet. Dans une telle démarche, le chercheur n'a donc pas d'idée *a priori*, d'hypothèse de départ, si ce n'est l'idée qu'il y a quelque chose d'intéressant à observer, une question qui le travaille quant à la compréhension d'un phénomène, d'une situation d'un groupe de sujets ou de faits sociaux. Il « observe » d'abord, puis construit des hypothèses à partir de l'interprétation plus ou moins plurielle des données. Il prend la réalité comme elle lui vient ou comme il la perçoit. Il ne lui impose pas d'hypothèse à tester. L'objet de la recherche est la compréhension de cette réalité, sans chercher à la simplifier. « L'apostérioriste récolte des faits anecdotiques et tente de leur donner un sens en créant des liens entre ces faits » (V. Despret, 1997, p.142). Nous sommes alors en présence du règne de l'imprévisibilité, de l'errance, du cheminement. C'est la valorisation du désordre du vivant, de la particularité, de la variété, de l'hétérogène, du différent. La démarche œuvre pour la reconnaissance de l'implication du chercheur en tant qu'objet aussi de co-naissance. L'analyse explicative laisse la place à l'interprétation. Là où l'apriorisme peut tomber dans le piège du déterminisme, l'indéterminisme guette l'apostériorisme.

L'évolution de la science nous a appris à nous méfier des vérités qui sont posées comme absolues. Comme le disait Einstein, le chercheur, dans son désir de comprendre le monde, ressemble à cet individu qui essaye de comprendre le mécanisme d'une montre fermée ; « il voit le cadran, les aiguilles en mouvement, il entend le tic-tac, mais il n'a aucun moyen pour ouvrir le boîtier ». S'il est imaginatif, il crée une image, une représentation du fonctionnement, qu'il rendra responsable du phénomène qu'il observe. Cependant, il ne pourra jamais être sûr que son image soit la seule, la vraie, la vérité de fonctionnement. Il pourra croire en l'existence d'une vérité universelle ou à celle de sa vérité du moment. La complexité du vivant nous invite donc à travailler ces approches en tension.

C Les différents types de recherche

La recherche fondamentale

Le projet de la recherche fondamentale est de faire avancer les connaissances sur le monde, sur le défini comme réel par une acquisition scientifique de la compréhension des phénomènes. Encore aujourd'hui fortement l'apanage des universités, elle se nomme aussi recherche académique. D'abord et avant tout à la quête de la connaissance, sa préoccupation, à court terme, ne relève pas des applications pratiques, elle s'inscrit dans une logique de la connaissance pour la connaissance. Cependant, la recherche fondamentale, en développant de la connaissance par la production de savoirs scientifiques, provoque certaines applications. D'une part la recherche fondamentale ne s'oppose pas à la recherche appliquée, elle y contribue, et d'autre part elle sert toujours une visée pratique, même si ce n'est pas la préoccupation principale du chercheur.

La recherche appliquée

Le projet de la recherche appliquée est de faire avancer la réflexion sur des problèmes présentant un intérêt pratique immédiat. Il vise une application directe des connaissances nouvellement acquises en recherche fondamentale dans un domaine spécifique. Ce type de recherche conduit à la mise en place de procédures, de techniques, d'outils pertinents quant aux problématiques posées par une activité professionnelle. Cependant, de nombreuses recherches appliquées soulèvent des questions qui relèvent de la recherche fondamentale. Elles participent donc au développement de la recherche fondamentale. La rigueur scientifique est la même qu'en recherche fondamentale. En revanche, le critère d'utilité y est incontournable. La recherche appliquée peut déboucher sur une avancée théorique et participe à la délimitation d'un champ de validité des savoirs issus de la recherche fondamentale.

Si la recherche fondamentale et la recherche appliquée diffèrent quant à leur projet, il est de moins en moins judicieux, aujourd'hui, de les opposer ou de les hiérarchiser. Ces deux types de recherche se différencient et se complètent. D'ailleurs, de nombreux centres de recherche travaillent autant en recherche fondamentale qu'en recherche appliquée.

La recherche-action

La recherche-action relève d'une approche dialectique de la recherche et de l'action. Son projet poursuit donc conjointement deux objectifs : celui de la production de connaissances nécessaires à toute recherche, et celui du changement des pratiques professionnelles relevant de la science de l'optimisation de l'action (praxéologie). Les savoirs produits sont scientifiques, dans la mesure ou ils sont fondés sur une méthode de recherche et répondent aux critères de scientificité de toute recherche. Leur production répond à deux exigences : la première est qu'elle apporte un développement ou une révision des théories actuelles ; la seconde est qu'elle révèle son utilité dans le champ d'une pratique.

Une recherche-action se réalise, le plus fréquemment, à la demande d'une institution ou d'un groupe de praticiens qui se trouvent confrontés à un problème. Le chercheur professionnel travaille à partir d'une commande avec les chercheurs ou apprentis chercheurs praticiens. Le projet de recherche se construit avec un groupe d'acteurs du terrain (des chercheurs-praticiens) et donne lieu à un contrat entre le chercheur et le terrain. Il s'élabore à partir des négociations sur la mise en tension des objectifs de la recherche et des objectifs de l'action professionnelle, de la théorie et de la pratique. L'objet de recherche est donc co-construit entre praticiens et chercheurs.

Les données sont toujours locales. Elles peuvent cependant avoir une dimension plus généralisable. Elles sont locales dans le sens où la collecte des données, quelle que soit la méthode utilisée, se fait toujours *a minima* dans l'institution d'appartenance des acteurs professionnels. La recherche sert en premier lieu la réflexion ainsi que la dynamique de progrès et de qualité de l'institution terrain de la recherche. Elle débouche sur des propositions d'actions utiles et réalisables. La recherche-action peut, cependant, avoir une visée plus générale :

- soit lorsque le terrain de la recherche s'étend à d'autres lieux, d'autres institutions que celui des praticiens chercheurs ;
- soit lorsque le chercheur tente une décontextualisation des résultats en les comparant à d'autres recherches.

Toute recherche-action nécessite un processus d'accompagnement des acteurs praticiens par un chercheur professionnel. Une des difficultés pour les apprentis-chercheurs relève de la question de leur posture dans l'institution. Est-elle celle d'un apprenti-chercheur ? D'un acteur-praticien de l'institution ? Comment passer de l'une à l'autre ? Le processus de recherche-action engage donc une dimension formatrice tant au niveau du chercheur que des praticiens. S'il est important qu'au sein du groupe chaque individu garde sa spécificité, chacun va apprendre de l'autre et se trouver plus ou moins transformé au cours du processus de recherche. De l'élaboration du projet à la communication de la recherche, praticiens et chercheurs sont amenés à travailler sur le rapport implication/distanciation de leur pratiques (qu'il s'agisse de la pratique du chercheur ou de celle du professionnel). La dimension formatrice de la recherche-action est productrice de changement individuel et collectif pour les différents acteurs engagés ou impliqués dans la recherche. Les praticiens chercheurs se forment à la recherche et par la recherche, et développent certaines compétences professionnelles. Ce processus de changement est lui-même objet de connaissances. La recherche est construite et conduite par un groupe de pilotage constitué de chercheur(s) professionnel(s) et de praticiens chercheurs. Praticiens et chercheurs sont donc co-auteurs de la recherche.

Une recherche-action produit donc des connaissances sur :

- une pratique professionnelle qui s'inscrit dans un champ spécifique ;

- un champ théorique, celui de référence de la recherche, qui sert la problématisation théorique, la construction du dispositif de recherche et l'analyse des données ;
- le processus de changement individuel et collectif dans l'accompagnement d'un processus de recherche.

D La recherche en soins et santé

Comme toute recherche, la recherche en soins et santé a pour objectif l'élaboration et le développement d'un corps de connaissances scientifiquement validées selon une méthode clairement identifiée, et reconnue, au service d'une pratique. Elle œuvre pour :

- la constitution et la régulation d'un corps de connaissances scientifiquement valides (il s'agit non seulement de valider de nouveaux savoirs, mais aussi d'évaluer, de questionner les savoirs, les connaissances et les pratiques établies) ;
- la promotion de la santé des individus et des groupes ;
- l'amélioration de la qualité des soins ;
- le développement de l'ensemble des pratiques de soins ;
- la communication, le partage des travaux de recherche ;
- la mise en synergie des compétences et production de recherche ;
- le transfert des connaissances théoriques et des résultats des recherches sur les lieux de pratiques de soins ;
- la professionnalisation des personnels de santé.

« Elle invite les soignants à un autre regard sur ce qui fait leur pratique de tous les jours et les écarte d'une attitude traditionaliste qui peut devenir sclérosante (...). Elle questionne, interroge les certitudes et remet en cause la loi générale, les connaissances établies. » (M. Bisly, 1989, p. 27.)

Elle se caractérise par les éléments suivants.

- La recherche en soins et santé se situe dans le champ des pratiques et des sciences sanitaires et sociales. Elle se réfère donc à une pluralité de sciences, ce qui constitue une des difficultés majeures pour l'apprenti-chercheur. En effet, si dans tout travail de recherche, l'hypothèse n'est pas obligatoire, la lecture théorique du phénomène mis à l'étude y est incontournable. Quel champ théorique convoquer pour problématiser d'un point de vue théorique l'objet de recherche : celui de la psychologie ? de la sociologie ? de la psychanalyse ? de l'éducation ? de la biologie ? ou celui de l'économie… ? Et à l'intérieur de ce champ, quelle théorie choisir ?

- Elle s'inscrit dans une pratique professionnelle qui s'adresse à l'être humain. Elle engage donc le chercheur dans une réflexion éthique et déontologique. Le chercheur est tenu au respect et à la protection des personnes qui participent à la recherche. Il est tenu au secret professionnel vis-à-vis de l'ensemble des acteurs impliqués dans la recherche. Il est responsable de la confidentialité des données recueillies.
- Elle relève actuellement de la recherche appliquée ou de la recherche-action. En effet, il n'existe pas de recherche fondamentale en soins. Toute recherche en soins à une visée pratique. Son projet est de produire des connaissances au service de la qualité des soins.
- Elle tente d'expliquer et/ou de comprendre des problématiques de santé, d'encadrement et de formation des professionnels de la santé et d'éducation à la santé. Elle concerne tous les aspects du soin éducatif, préventif et curatif : la clinique soignante, les procédures de soins, les actes de soins, l'organisation du soin ou des soins… ainsi que l'apprentissage et la formation en soins et au soin.
- Elle ne peut pas relever d'un seul modèle, d'une seule méthode de recherche ou d'un seul paradigme au risque d'amputer le soin de sa complexité. En effet, si vous êtes convaincus que l'être humain est unique, que le soin s'adresse à un sujet singulier s'inscrivant dans une situation de santé qui à la fois l'englobe et le dépasse, en interaction avec une pluralité de systèmes environnementaux plus ou moins proches, la démarche professionnelle ne peut faire fi de la pensée complexe.

Si la recherche en soins, en éducation ou en sciences sanitaires et sociales se veut à l'écoute de « la pluralité des mondes » (F. Affergan, 1997), elle se doit de valoriser un regard pluriel des phénomènes de santé par l'ensemble des méthodes de recherche qui s'offrent à nous aujourd'hui : méthode expérimentale, différentielle, clinique, méthode de l'*ethnos*... Elle ne peut pas relever d'une seule approche, d'un seul modèle de recherche énoncé comme vrai, d'une méthode, d'une méthodologie. Dans l'hypothèse contraire, elle prend le risque de s'enfermer dans un réductionnisme qui ne valoriserait et ne rendrait compte que de la partie simplifiée du vivant, d'éléments découpés, sortis de la complexité du contexte dans lequel ils évoluent, de la complexité de leur système et des interactions qui les concernent. Elle ne rendrait compte que d'un type de regard simpliste porté sur la situation de soins et/ou de santé. La recherche en soins et en santé, comme toute recherche, nécessite de la part du chercheur une réflexion épistémologique. L'épistémologie, en tant qu'étude des théories et des modèles qui conduisent à la connaissance, pose la question du choix de la méthode et de son influence sur l'objet et la production de connaissances. D'où l'intérêt du travail méthodologique. À condition, bien entendu, de ne pas confondre méthode et méthodologie.

2 Méthode et méthodologie

L'usage courant du mot méthodologie a produit beaucoup de confusion dans son utilisation, et, notamment, un doux mélange, voire une indifférenciation entre méthode et méthodologie. À la question classique de mes débuts de cours ou de formation « qu'évoque pour vous le terme méthodologie ? », la plupart des personnes répondent par : « une procédure, un dispositif, des outils... ». Par ailleurs, si l'on observe les mémoires d'initiation à la recherche, le chapitre « approche méthodologique » pose d'emblée ce qui est de l'ordre des outils. Alors, méthode et méthodologie sont-elles résolument indifférenciables ? Certes non, sinon ce chapitre n'aurait pas lieu d'exister ! Revenons dans un premier temps à l'étymologie de ce mot ; nous appréhenderons par la suite l'intérêt de cette différenciation de sens dans le processus de recherche.

A Différenciation étymologique

L'origine du mot **méthode** est grecque : *méthodos*, composé de *méta* et de *hodos* (route, voie), indique la « direction qui mène au but ». Sa racine indo-européenne « sed » (marcher) signifie **cheminement**. Cependant comme nous le rappelle A. Rey (1995, p. 1235) dans le *Dictionnaire historique de la langue Française*, nous sommes « passés du concept constatif – le chemin suivi – au concept normatif – le chemin à suivre – ... ». La méthode indique alors le chemin tracé à l'avance pour aller vers un but. Davantage de l'ordre des procédures que des processus, elle ne relève pas uniquement ou obligatoirement du programme ; elle est aussi une façon de raisonner, d'appréhender une question ou un problème. Elle répond à la question du « comment faire ? », tout en l'appréhendant par rapport à un « pour quoi faire ? » Dans quelle(s) finalité(s) ? Elle renseigne autant sur les éléments pratiques du chemin emprunté que sur les modèles théoriques de référence et le paradigme de recherche privilégié.

D'un point de vue étymologique, le terme **méthodologie** est alors réservé au **discours** sur la méthode, sur le chemin choisi : du grec *logia* « théorie » et *logos* « discours ». Davantage du domaine des processus, la méthodologie tente d'expliciter, de justifier, de communiquer les choix, les orientations, la démarche anticipée et entreprise tout au long du chemin, la ou les postures des auteurs ou coauteurs de l'action concernée par la méthode. Elle favorise le travail de distanciation de la personne qui agit. L'analyse méthodologique est référencée théoriquement. Elle met à l'étude l'implication de l'auteur de l'action, c'est-à-dire le « en quoi » il est plié dedans : en ce sens, elle ne peut être que singulière puisqu'elle travaille à la singularité du sujet qui a emprunté le ou les chemins de son choix pour conduire une action. **Le discours produit est singulier**. En revanche, on parlera davantage de méthodologies au pluriel puisqu'on peut rencontrer autant d'analyses méthodologiques différentes que d'individus.

Pour tenter de rendre peut-être plus accessible mes propos, je vous propose le schéma explicatif suivant, tout en sachant que tout travail de schématisation de la pensée procède d'un certain réductionnisme.

Disons que vous souhaitez explorer, aller à la rencontre, découvrir un lieu, une région, un groupe de personnes…

Pour vous y rendre, plusieurs possibilités s'offrent à vous. Vous pouvez y aller seul ou à plusieurs, par le chemin connu pour sa rapidité ou par celui réputé le plus fonctionnel, celui déjà tracé, l'autoroute… ou alors vous préférez emprunter les sentiers moins connus ; ou encore choisir de vous laissez porter par vos élans, vos intuitions du moment, le hasard des rencontres, des découvertes. Vous pouvez aussi partir tout de suite ou étudier l'itinéraire, faire le voyage en une fois ou par étapes. Différents moyens de transport s'offrent à vous: l'avion, la voiture, le cheval, la bicyclette, la péniche, ou bien y aller à pied...

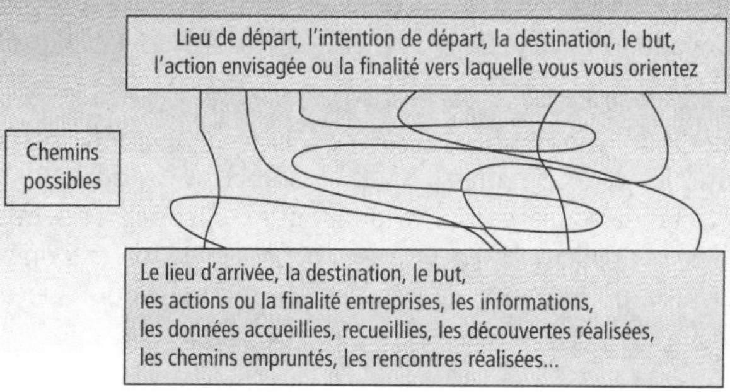

Autant de chemins plus ou moins possibles, autant de moyens, d'outils plus ou moins envisageables, autant de possibilités de changement de destination en cours de route, de rencontres, d'imprévisibles, autant de méthodes pour aller vers ou atteindre le but posé à l'avance, ou l'intention de départ.
Selon le chemin ou les chemins que vous avez choisis, selon la part laissée à l'imprévisible, l'ouverture à l'inimaginable, à la rencontre de l'autre plus ou moins différent, vous n'observerez pas les mêmes choses, n'aurez pas les mêmes perceptions des choses, du cheminement, vous ne rencontrerez pas les mêmes gens. Les personnes que vous rencontrerez ne s'exprimeront pas de la même manière et ne vous raconteront pas les mêmes choses suivant la manière dont vous les aborderez, votre attitude, votre démarche...Vous n'accueillerez et ne recueillerez pas les mêmes données. Vous ne raconterez pas ce voyage de la même façon.
De la même manière que pour toute personne, tout professionnel suivant le chemin, la démarche, la méthode que vous allez choisir, vous n'aurez pas les mêmes choses à exprimer et vous serez plus ou moins changé par ce voyage, les rencontres que vous aurez faites...

La méthodologie relève alors de la mise en questionnement des choix envisagés, réalisés, mais aussi de l'analyse de leurs influences dans les orientations prises, dans les observations menées, dans les interprétations faites. Elle œuvre pour un questionnement sur ses croyances, ses certitudes, ses doutes, ses habitudes... L'art méthodologique se construit dans ce regard porté sur soi, sur la singularité du cheminement. Il nous travaille, pétrit nos postures, nos implications. Il est aussi une lecture épistémologique, c'est-à-dire d'analyse critique des sciences, de réflexion sur leurs fondements, leurs structures, leurs développements historiques, leurs conditions de validité, d'interrogation des paradigmes dans lesquels s'inscrivent nos choix de méthodes.

La méthodologie n'est pas réservée à la recherche. Elle participe des pratiques de tout professionnel. L'approche méthodologique de la démarche de soins met à l'étude le ou les chemins, la démarche privilégiée pour aller à la rencontre du patient et de son entourage ou d'un groupe de patients. Qu'en est-il de la méthodologie de la recherche ?

B La méthodologie de la recherche

Le **regard méthodologique** du chercheur est présent tout au long du processus de recherche. Dès **le choix du thème,** la question de la mise à l'étude de ce choix se pose. Qu'est-ce qui m'intéresse dans ce thème ? Pourquoi ? Pour quelle finalité ? Pour en faire quoi ? Pour qui ? Jusqu'où suis-je impliqué dans ce thème, dans ce choix ? Quelle est, ou quelles sont mes postures en tant que chercheur ? Praticien ? Apprenti-chercheur ? Stagiaire praticien ? Étudiant ? Quels liens avec l'institution, l'entreprise, le terrain de la recherche ? Quels liens avec l'équipe, le laboratoire, le département de recherche ?

Ces questions peuvent vous paraître banales. Or, ne pas les travailler conduit bien souvent à des blocages en cours de recherche. Il est fréquent, par exemple, qu'un apprenti-chercheur choisisse un objet dans lequel il est fortement impliqué à un niveau personnel ou professionnel. Ce peut être le cas d'un apprenti-chercheur qui souhaiterait mener une recherche sur le thème de l'éducation de l'adulte diabétique, alors qu'il est diabétique lui-même ou qu'il a un membre de sa famille proche qui l'est. Le risque, dans cette situation, est double. D'une part l'objet de recherche est objet de souffrance pour le chercheur. Il peut lui être plus difficile de mener un travail de recherche qui réactive sa propre souffrance ou de se distancier de sa souffrance pour pouvoir être à l'écoute des autres. D'autre part, le chercheur peut être tenté de rechercher davantage des réponses personnelles ou de résoudre des conflits qu'une production de connaissances au service de la santé et du soin. Le travail de distanciation est d'autant plus difficile à réaliser que l'objet de recherche touche une difficulté d'ordre personnel.

La méthodologie met à l'étude l'explicitation (dans le sens du travail de clarification) et non l'explication (c'est-à-dire l'action de déployer, de mettre à plat les causes) de ses choix, ses postures, ses implications, étant entendu comme l'indique J. Ardoino, (1992, p. 6) « que cela ne pourra jamais se réaliser dans une perspective de transparence, de clarté croissante, d'hygiène, mais que cela passera nécessairement par la référence à des tiers, à d'autres regards et par la présence effective, par l'action médiatrice de telles altérations ». Elle accompagne le processus de problématisation, c'est-à-dire (comme nous allons le développer dans le chapitre suivant) d'organisation, de présentation d'une problématique, d'un ensemble de problèmes liés à la recherche. Le terme problème est à entendre ici dans son acception la plus large de « question à travailler», à « débattre » et non dans le sens courant de dysfonctionnement, ni de problème à résoudre par l'apport de la bonne solution.

3

La problématique

A Introduction à la notion

La question peut paraître banale, mais de mon point de vue elle mérite la discussion afin d'éviter que les problématiques de recherche ne se réduisent à des constats de dysfonctionnement. En effet, il n'est pas rare que des étudiants apprentis-chercheurs soient convaincus qu'il est nécessaire d'aller chercher ce qui dysfonctionne sur le terrain pour construire une problématique de recherche. Problématique et dysfonctionnement deviennent alors synonymes.

Du Grec *problêma* dérivé de *pro-ballien* (*pro* : devant, *ballein* : jeter) **problème** semble signifier, par abstraction, mettre devant comme un argument, proposer ou jeter une question, en fait mettre à la question. Il indique quelque chose qui est du domaine de l'obstacle, de la question à débattre.

Il est utilisé en mathématiques (1612) et en physique (1632, Descartes) dans son sens latin de *problema*, « question à résoudre ». Il désigne alors la question à résoudre par des méthodes rationnelles déductives ou par l'observation.

Dès le XVIIIe siècle, le mot problème est utilisé pour parler de quelque chose que l'on a du mal à expliquer (1753), d'une difficulté d'ordre pratique (1775).

Dans la seconde moitié du XXe siècle, il s'étendra dans le langage courant aux difficultés personnelles, par exemple : « tu as un problème » ou « pas de problème » qui est repris du langage américain « *no problem* », voire aujourd'hui « pas de blème ». Il prend alors le sens affaibli de difficulté qui peut même correspondre, s'il est énoncé en réponse à une question posée, tout simplement à un accord : oui. (Exemple : tu viens au cinéma ? Réponse : no blème ou no problème, signifiant oui).

Cette évolution du langage rend quelquefois difficile la compréhension de la notion de problématique.

La notion de problématique est à attribuer au latin *problematicus* dérivé du grec *problematikos* « **constituant un problème auquel on ne peut apporter de solution** » (A. Rey, 1995, p. 1637). C'est-à-dire qu'il y a bien *problema* dedans, mais son sens est accentué sur la question dont on a pas la réponse immédiate, simple. Il y a donc un intérêt à chercher pour fouiller cette question et éventuellement trouver des réponses possibles.

Une problématique n'est donc pas autre chose qu'une façon identifiée de **poser les problèmes,** sans chercher forcément à les résoudre. Il s'agit alors de développer, argumenter une question-problème de départ. Elle se construit dans une approche dialectique du phénomène, et en ce sens elle confronte, met en tension les différents éléments qui participent à son existence, et donc à son élaboration et à sa régulation. Elle engage l'auteur dans un travail de réflexion (sur soi), sur la résonance de la question : quel écho cette question et sa problématisation produit en moi ? Elle travaille le sujet dans son rapport implication/distanciation à l'objet.

La problématique, ou le travail de problématisation, n'est pas uniquement réservée au travail du chercheur. En effet, tout professionnel de la santé peut être amené à travailler à la problématisation d'une question qui se pose dans son champ d'exercice professionnel. Il passe rarement à la réponse immédiate, sauf bien entendu dans les situations d'urgence. Il se trouve confronté à des situations qu'il cherche d'abord à comprendre dans toute leur complexité, en se référant à des théories. Là est le travail de problématisation. Il s'agit de sortir du champ de la résolution de problème (problème/solution) pour questionner la situation-problème au regard de l'avancement de la connaissance sur le ou les phénomènes qui la constituent et de théories pertinentes.

Le métier du soin ne peut, à mon avis, se concevoir de façon simple car la situation de santé des personnes ou des groupes l'est rarement. Elle relève non pas uniquement du compliqué – c'est-à-dire d'imbrications que l'on peut défaire en éléments simples – mais du complexe – c'est-à-dire d'éléments que l'on ne peut pas dissocier. Une même situation peut être problématisée différemment selon le métier que l'on occupe, selon la place, la position que l'on a dans le métier : c'est la problématique pratique ; et la même problématique pratique peut enclencher des problématiques théoriques différentes selon le modèle, la théorie convoquée pour effectuer une lecture de celle-ci.

B La problématique de recherche

L'art de problématiser est donc lié à la façon de présenter une problématique de recherche. Il s'agit de construire un questionnement interpellant le sujet de la recherche. La problématique s'intéresse aux questions-problèmes pour lesquelles il n'y a pas de solution. Elle est donc à différencier de la technique de problémation dans la résolution de problème. Un chercheur n'est pas un trouveur ; sa finalité n'est pas de trouver une solution définitive, ni de donner une réponse à un problème. Ce qui caractérise le chercheur relève de sa capacité à chercher et à interpeller une situation, une réalité, une perception, une question.

La problématique pratique

La **problématique pratique** s'élabore à partir d'un questionnement concret. Elle identifie de façon interactive l'ensemble des questions-problèmes que soulève ou met en lumière le thème de recherche. Elle s'élabore à partir d'un état des lieux des recherches menées sur le thème, le sujet ou la question de départ, et s'enrichit dans la confrontation des points de vues de praticiens. En effet, toute recherche s'appuie sur les recherches antérieures qui ont été menées sur le sujet. Une analyse critique de ces recherches est donc nécessaire afin de mettre en évidence leurs intérêts et leurs limites au regard de la méthode de recherche utilisée, du dispositif (outils, population...) et des principaux résultats obtenus.

La problématisation développe alors le thème ou l'objet étudié à partir des recherches existantes. Elle confronte l'ensemble des données issues des différents travaux de recherche en les resituant dans un contexte historique, politique, économique, social (dates de réalisation des différentes recherches...) ainsi que dans leur contexte pratique (lieu de la recherche, population...).

Prenons un exemple : vous vous intéressez au statut de l'erreur dans l'apprentissage d'un auto-soin. L'état des lieux de la recherche peut vous conduire à des recherches sur le statut de l'erreur qui ont été menées en dehors du champ de la santé et, notamment dans cet exemple, dans celui des sciences de l'éducation. La population avec laquelle la ou les recherches ont été conduites peut être celle des enfants en milieu scolaire et non celle des malades. Lorsque la population est différente, se pose alors la question de la transférabilité des résultats. Par ailleurs, certaines de ces recherches ont pu être réalisées il y a vingt ou trente ans, voire plus. Elles ont été conçues en fonction du contexte de l'époque, des théories ou modèles du moment... Vous comprenez alors la nécessité de resituer chaque recherche dans son contexte et de confronter leurs résultats au contexte dans lequel vous souhaitez mener la vôtre.

L'étude critique des recherches antérieures permet de centrer le thème ou le sujet étudié et de passer d'une problématique de praticien à une problématique de recherche. Elle travaille la question du côté des pratiques de la recherche et de celles des professionnels et peut s'étayer à l'aide d'observations et d'enquêtes sur le terrain des pratiques.

Elle met en évidence que la question de départ mérite d'être objet d'étude, c'est-à-dire que :

- ❑ elle a un intérêt pour la recherche et un intérêt professionnel. En d'autres termes elle n'intéresse pas uniquement l'auteur, le chercheur ou l'apprenti-chercheur. Si celui-ci part d'une question qui l'intéresse, il doit repérer en quoi celle-ci produit de la résonance sur le terrain des chercheurs et des professionnels ;
- ❑ elle ne relève pas d'une résolution de problème simple. Même lorsque la problématique est construite à partir d'un constat de dysfonctionnement, la solution ne peut pas être simple, car si elle l'avait été, d'autres chercheurs et/ou professionnels l'auraient déjà trouvée.

Cependant toute problématique pratique est toujours quelque peu théorique. D'une part, toute pratique s'est construite en référence à un modèle de pensée ainsi qu'aux courants de pensée et théorie actuels. Les pratiques actuelles se sont construites à travers l'évolution de la pensée, l'évolution des sciences, des théories. D'autre part, les résultats des recherches menées sur le thème sont liés à la lecture théorique privilégiée par le chercheur.

La problématique théorique

Si le travail de problématisation pratique est incontournable, le passage par les théories et les modèles est indispensable. Il est un outil de mise à distance, de compréhension d'un phénomène. Le choix théorique est une option qui oriente vers un paradigme de recherche.

Parmi les difficultés que rencontrent les apprentis-chercheurs au cours de l'élaboration d'un objet de recherche, se trouve celle de la question du choix de la théorie – ou des théories – à explorer. Comme nous l'avons vu dans un chapitre précédent, la recherche en soins se réfère à une pluralité de sciences. Les théories qui permettent d'éclairer une problématique de recherche en soins et santé sont plurielles. Elles peuvent relever du champ de la psychologie, de la psychologie sociale, de la sociologie, de la psychanalyse, de la biologie, de l'apprentissage, etc. Nous pouvons aussi utiliser une approche philosophique, anthropologique ou systémique pour travailler à la compréhension d'un phénomène. Il va donc falloir choisir une ou plusieurs lectures théoriques du phénomène étudié. Le choix est guidé par :

- l'étude des concepts liés a la question de départ. Reprenons l'exemple de l'étude du « statut de l'erreur dans l'apprentissage d'un auto-soin ». Le concept d'auto-soin sera abordé dans la problématique pratique, de même que la notion d'erreur en apprentissage. L'étude de la notion d'apprentissage nous renvoie aux théories et modèles de la construction des savoirs : Skinner (1904-1990), Vygotski (1896-1934), Bandura (1976), Piaget (1896-1980), etc. ;
- les choix théoriques effectués dans les recherches antérieures ;
- l'orientation que vous souhaitez apporter à l'étude de ce phénomène : une orientation psychologique centrée sur le rapport du patient (en tant que sujet) à l'erreur, ou une orientation plus pédagogique intéressée, par exemple, à l'expérimentation d'un élément d'éducation ou de formation qui limiterait les erreurs ?

La problématisation théorique met en lien l'approche théorique privilégiée et/ou les approches théoriques pertinentes par rapport à la problématique pratique. Elle confronte un ou plusieurs modèles ou une ou plusieurs théories aux éléments développés dans la problématique pratique.

La problématisation méthodologique

La problématisation méthodologique pose la question du choix de la méthode de recherche et de son influence dans le processus de recherche. Nous aborderons comment travailler ce choix après avoir identifié les différentes méthodes qu'il est possible d'utiliser pour conduire une recherche en soins et santé.

Après le choix d'une méthode de recherche, le travail de problématisation méthodologique invite le chercheur à questionner l'élaboration, la mise en œuvre, la conduite du dispositif sur, dans, pour, avec le terrain, en fonction d'une méthode de recherche. En ce sens, elle œuvre pour une approche réflexive de la posture du chercheur dans le terrain de la recherche, de la place des sujets concernés par la recherche, de la stabilité du dispositif et de la pertinence du choix des outils d'accueil, de recueil et de traitement des données.

La posture du chercheur dans le terrain de recherche

Toute recherche en soins et santé nécessite la rencontre avec un ou plusieurs terrains de recherche. L'apprenti-chercheur peut être amené à tenir plusieurs postures dans un même terrain. Sa posture va avoir une influence dans son rapport au terrain et à ses acteurs. Est-il praticien ? Apprenti-chercheur ? Stagiaire praticien ? Étudiant ? En quoi est-il lié à l'institution, l'entreprise, le terrain de la recherche ? Quels liens a-t-il avec l'équipe, le laboratoire, le département de recherche ? L'apprenti-chercheur – ou le chercheur – explicite (dans le sens de clarifier et non d'expliquer : c'est-à-dire de déployer, de mettre à plat les causes) ses implications (en quoi il est plié – *plicare* – dedans).

La place des sujets impliqués dans la recherche

Le chercheur doit se poser la question de la place accordée aux sujets qui sont impliqués de fait dans la recherche (les personnes qui constituent la population étudiée). Sont-ils des objets de recherche que l'on manipule pour extraire les données qui nous intéressent ? « Sont-ils considérés comme des acteurs devant jouer le rôle que leur a attribué le chef d'orchestre de la recherche ou sont ils co-auteurs dans la recherche? Qui détient le sens des données produites par ces sujets ? Que faire du sens commun, du savoir expérientiels de ces sujets ou groupes sociaux ? Quel type de rencontre avec les savoirs savants ? » (C. Eymard, 2000, p. 303). Ces questions, le chercheur doit se les poser afin de mieux saisir ce qu'il veut faire ou ce qu'il a fait.

La stabilité du dispositif

Qu'elle que soit la méthode de recherche que nous utilisons, nous sommes souvent pris au moment de la rédaction – et/ou de la communication de la recherche – entre ce qui était de l'ordre de nos intentions, de notre projet de recherche – plus ou moins précis d'ailleurs, ce vers quoi nous aurions souhaité aller... – et ce qui s'est réellement passé, comment la recherche s'est déroulée dans les turbulences, l'ordre et le désordre du vivant. Quel écart entre le dispositif construit par le chercheur et le domaine du réalisé ; et que faire du dispositif opérationnalisé en amont comme objet de garantie de la rigueur méthodologique du chercheur ? Nous prenons le parti que la rigueur méthodologique est « davantage à rechercher dans le compte rendu, l'interprétation des écarts entre les intentions du chercheur et sa perception du déroulement, entre sa perception et celles des personnes du terrain impliquées dans la recherche » (C. Eymard, 2000, p. 303-304) que dans le maintien d'un dispositif conçu par le chercheur en amont de la rencontre avec le terrain de la recherche.

La pertinence des outils d'accueil et/ou de recueil des données

Les outils de recueil ou d'accueil de données que choisit et construit le chercheur ont des limites. « Le type d'outils, sa construction et la manière dont le chercheur l'utilise orientent les données et en ce sens imposent au sujet auquel il s'adresse une logique, une démarche qui peut être fort éloignée de la sienne et le limiter dans son expression. Quelle critique le chercheur propose de ses outils et de la manière dont il les utilise ? Quelle influence ont-ils sur les données ? » (C. Eymard, 2000, p. 304). Prenons un exemple : un questionnaire ne donne pas d'informations sur ce que les gens font ; il recueille des données sur leurs perceptions, leurs déclarations du faire ; et la différence est d'importance. L'outil observation est plus approprié pour recueillir des données sur le faire.

L'apprentissage réalisé au cours de cette recherche

En tant que chercheur ou apprenti-chercheur, toute recherche nous confronte à un objet, à notre rapport à cet objet et à la rencontre avec un terrain et des acteurs. En ce sens, toute recherche participe à notre processus de changement. La problématisation méthodologique invite le chercheur à repérer ce qui a changé en lui, en tant que chercheur et/ou praticien. À quoi s'est-il confronté tout au long du processus de recherche ? Qu'est-ce qui à été facile ? Difficile ? Qu'a-t-il fait des difficultés rencontrées ? Quel type de résolution a-t-il entrepris ? En quoi cela a-t-il influencé la recherche ? Quels imprévus a-t-il rencontrés ? Comment prévisibilité et imprévisibilité ont-elles joué dans la recherche ? Quels détours ont été pris ? Qu'a-t-il appris sur lui tout au long de cette recherche ? Quels enseignements en retirer ? Quels sens attribuer à ces apprentissages ? Qu'en faire en tant que chercheur ? En tant que praticien ? Comment les livrer, en discuter avec les autres chercheurs, avec les praticiens ? Autant de questions qui interrogent méthodologiquement le chercheur et dont il ne peut offrir que l'avancement de sa réflexion, l'état temporaire de sa pensée qui continue à cheminer et évolue en permanence.

4 Les différentes méthodes de recherche en soins et santé

Comme nous l'avons vu, il existe différentes méthodes de recherche susceptibles d'être utilisées dans la recherche en soins et santé. Chaque méthode a ses caractéristiques. Nous appréhenderons successivement dans le chapitre suivant les méthodes expérimentale, différentielle, clinique, historique, ainsi que la méthode de l'ethnos.

A La méthode expérimentale

Introduction

La méthode expérimentale s'est développée dans le courant de la révolution épistémologique galiléenne. Elle s'inscrit alors dans une conception positiviste de la science : « L'esprit de la science doit exclusivement faire appel à l'observation directe, à la constatation, à l'expérience. La connaissance ne peut donc être trouvée que dans l'analyse des faits réels. Ceux-ci doivent faire l'objet d'une description la plus neutre, la plus objective et la plus complète possible » (J.P. Pourtois et H. Desmet, 1988, p. 20). Elle œuvre pour l'ordonnancement des phénomènes. Cette méthode a évolué au fil de l'avancement de la réflexion sur la construction des savoirs. Au XVIIe siècle, le nom de R. Descartes (1596-1650) est fortement lié à cette méthode. Il lui apporte une orientation causaliste. Il prône l'intérêt de la distinction et de la généralisation. Il s'agit « d'éviter soigneusement la précipitation et la prévention, et de ne comprendre rien de plus en mes jugements que ce qui se présenterait si clairement et si distinctement à mon esprit, que je n'eusse aucune occasion de le mettre en doute ». Il propose aussi de simplifier le phénomène en le divisant en sous-éléments pour mieux l'observer et en ordonnant l'observation du plus facile à connaître au plus compliqué (regroupant plusieurs éléments).

C. Bernard (1813-1878), définit les principes d'une médecine expérimentale sur le schéma « observation, hypothèse, confirmation/infirmation ». La science est alors l'art de la démonstration méthodique. Elle s'oppose au monde des croyances et à l'obscurantisme. On entre dans le paradigme des recherches a prioristes hypothético-déductives, c'est-à-dire fondées sur un *a priori* théorique (l'hypothèse). Aujourd'hui encore, la méthode expérimentale semble dominer la recherche en santé. Elle a pour finalité de produire un savoir objectivé, de nouvelles connaissances, d'expliquer des faits, et surtout d'établir des lois générales ou de les initier.

Le but du chercheur est de tester une hypothèse générale par l'expérimentation d'une ou plusieurs variables observables. L'expérimentation est à différencier ici de l'expérience du sujet. L'expérimentateur est en effet le chercheur qui organise un plan d'expérience en fonction des prévisions posées par l'hypothèse d'une relation de cause à effet étayée par une théorie. Les données recueillies au cours de l'observation des phénomènes produits par l'expérience mettent l'hypothèse à l'épreuve. Le chercheur doit se défaire de ses opinions et de ses idées préconçues pour soumettre réellement l'hypothèse aux lois de la démonstration expérimentale et accepter de l'infirmer. La recherche délivre un savoir qui a statut de vérité scientifique.

Les principes de la méthode expérimentale

La méthode expérimentale œuvre pour la généralisation, la systématisation de la notion de loi, la maîtrise d'un réel, la découverte de la vérité, l'analyse causale, la réduction au simple, au visible, au compréhensible. Elle cherche à expliquer des faits, à construire des réponses à des questions de départ auxquelles on ne sait pas répondre *a priori*. Le but du chercheur est de produire un savoir objectivé sur ces questions qui peut être remis en cause ultérieurement. Les principes sur lesquels un chercheur peut fonder un dispositif de recherche sont les suivants :

- Le chercheur s'intéresse davantage au groupe et donc aux invariants dans le groupe, qu'aux individualités. Les observables doivent être stables. Ils peuvent se retrouver dans la population étudiée. La méthode expérimentale est donc avant tout quantitative, y compris dans le traitement des données qualitatives.
- L'hypothèse se construit dans le travail de problématisation théorique. Le travail de problématisation transforme la ou les questions de départ, la ou les *a priori* de départ, en une ou plusieurs

hypothèses théoriques. L'hypothèse est une réponse théorique supposée à la question de départ. Elle met en relation au moins deux variables dans un lien de causalité. Selon le principe de causalité, tout phénomène a une cause, et dans des conditions identiques, les mêmes causes produisent les mêmes effets.

- L'hypothèse est réfutable. En d'autres termes, il est possible de l'infirmer. Elle est construite sur la base d'une théorie et une théorie n'est jamais vérifiable : c'est un énoncé universel construit sur une dominante. Il existe toujours au moins un cas singulier pour l'infirmer et donc la falsifier. Prenons un exemple : l'affirmation « tous les patients séropositifs ne parlent pas spontanément de leur séropositivité aux soignants » est réfutable, mais non vérifiable. En effet, il est possible de rencontrer au moins un patient qui parle spontanément de sa séropositivité aux soignants. En revanche, l'affirmation « mon voisin qui est séropositif ne parle pas spontanément de sa séropositivité avec les soignants » est vérifiable et non réfutable. La réfutabilité de l'hypothèse est un critère de scientificité et de validité de l'hypothèse.
- L'expérimentation peut être invoquée ou provoquée. On parlera d'expérimentation invoquée (ou naturelle) lorsque la variable expérimentale existe déjà dans le terrain de la recherche, sans organisation due au chercheur. Dans l'expérimentation provoquée (ou manipulée), le chercheur introduit une variable qui n'existait pas auparavant.
- La démonstration est réplicable. L'art de la démonstration prévaut sur celui de l'interprétation. Le chercheur doit décrire l'ensemble des conditions dans lesquelles il a conduit l'expérience et recueilli les données. L'ensemble du dispositif de recherche est construit en amont de l'expérimentation sur le terrain. La construction est argumentée en fonction de la pertinence des éléments du dispositif par rapport au test de l'hypothèse. Tout doit être prévu ; l'arrivée d'un imprévisible remet en cause la validité de l'expérimentation ; tout au moins, elle peut être considérée comme un biais dans la procédure expérimentale.
- La construction du dispositif de recherche prend en compte les règles déontologiques et la réflexion éthique du chercheur. La loi Huriet (1988) régit l'ensemble des expérimentations bio-médicales. Elle a pour but de protéger l'être humain de toute expérimentation qui pourrait être menée sur lui à son insu. Mais, au-delà de cette loi – car toutes les recherches en soins et santé utilisant la méthode expérimentale ne relèvent pas de la loi Huriet – le posi-

tionnement éthique du chercheur doit l'amener avant toute investigation à demander aux personnes qui participent à l'expérience leur consentement et à accepter leur refus de participer ou de continuer l'expérience à tout moment du processus. Par ailleurs, le chercheur doit s'interroger sur l'intérêt de l'expérimentation et les contraintes qu'elle impose aux personnes.

❑ Ce qui a été observé est reproductible. Chacun devrait pouvoir en faire l'expérience. Le chercheur énonce en termes de probabilité dans quel pourcentage les observations faites peuvent se reproduire, en respectant les conditions de l'expérimentation (*voir partie 2, chapitre 3, Les traitements des données, p. 160*).

❑ La méthode expérimentale valorise les traitements statistiques des données. Le chercheur tente ainsi de contrôler la part du hasard, et de découvrir ou de démontrer la loi explicative, ou le « comment elle fonctionne », ou encore la régularité des faits qui contribuent à construire une loi générale. La décision de confirmation ou d'infirmation de l'hypothèse se prend à partir du test de l'hypothèse nulle : H0. L'hypothèse nulle déclare qu'il n'y a pas de différence entre le groupe expérimental et le groupe témoin. C'est le rejet de cette hypothèse H0 qui permet de confirmer l'hypothèse d'une différence entre les deux groupes. Le rejet de l'hypothèse nulle (H0) se fait toujours en énonçant la part de risque acceptable que l'on prend. Cette part de risque due au hasard dans la constitution de l'échantillon, diminue avec le nombre de sujets. Elle est nommée « *p* » (de probabilité) et indique le seuil de prise de risque de rejeter l'hypothèse nulle. Il est méthodologiquement correct de rejeter H0 avec une probabilité de risque inférieure à 5 % ($p = 0,5$). Le chercheur énonce dans ce cas que la différence observée est statistiquement significative. Dans le cas contraire, H0 n'est pas rejetée et le chercheur énonce l'infirmation de l'hypothèse après avoir vérifié la validité du dispositif de recherche.

❑ Le rapport implication/distanciation du chercheur est considéré dans la recherche d'une plus grande distanciation par rapport à l'objet de recherche. Le chercheur tente de maîtriser son implication. Il met en place les conditions pour éviter que sa subjectivité, ses *a priori* sur le phénomène influencent le recueil de données. Il peut, par exemple, demander à d'autres chercheurs ou apprenti-chercheurs, ou encore à des praticiens qui ne connaissent pas l'hypothèse de la recherche, de faire le recueil de données. La subjectivité du chercheur est considérée comme un biais qu'il ne peut totalement maîtriser. L'objectivité prend le pas sur la subjectivité.

Le statut de l'hypothèse

L'hypothèse est fondée sur une loi, un corpus théorique et des recherches antérieures réalisées sur le phénomène étudié. C'est une affirmation théorique qu'il va falloir mettre à l'épreuve. Elle est donc une réponse théorique anticipée et conditionnelle (l'expérimentation consiste à la mettre à l'épreuve). Elle établit une relation causale entre au moins deux variables. Les hypothèses générales théoriques sont déclinées en hypothèses opérationnelles afin d'être directement observables, et se prêter à l'expérimentation. Il s'agit alors de décliner une ou plusieurs variables en sous-variables et de formuler des hypothèses sur les relations causales entretenues par les sous-variables. L'hypothèse opérationnelle est formulée de manière statistique. On utilise le terme d'hypothèse nulle (H0), de sorte que le rejet de cette hypothèse est la confirmation de la prédiction théorique du chercheur.

La notion de variable

Une variable est une qualité et/ou une quantité susceptible de fluctuation. Elle se décrit en spécifiant d'une part son domaine de variation (ensemble des valeurs que peut prendre cette variable), et d'autre part son domaine de définition (ensemble d'éléments, d'objets, d'indices auxquels les valeurs seront associées). En méthode expérimentale, on distingue plusieurs types de variables.

- ❑ **Les variables dépendantes,** appelées aussi variables d'effets, sont celles dont le chercheur essaie d'expliquer les variations. Elles sont en quelque sorte posées comme dépendantes des variables indépendantes.
- ❑ **Les variables indépendantes** sont celles dont le chercheur souhaite mesurer et comprendre l'influence qu'elles exercent sur la ou les variables dépendantes. En méthode expérimentale, on rencontre deux sortes de variables indépendantes : celles qui sont introduites expérimentalement par le chercheur (variables provoquées) et celles qui existent de fait (variables invoquées).
- ❑ **Les variables contrôlées.** Ces variables ont une influence sur le phénomène observé qui peut être mesurée. Elles sont donc contrôlées par le chercheur. Même si elles n'apparaissent pas directement dans la formulation de l'hypothèse, elles contribuent au test de l'hypothèse.

❑ **Les variables parasites ou biais** sont nommées ainsi du fait qu'elles ont une influence sur le phénomène observé, mais cette influence est non mesurable. Elles ne sont pas contrôlées par le chercheur.

Prenons un exemple :

Vous êtes intéressé par une recherche sur le stress peropératoire. Les études antérieures ont montré que les expériences de stress pendant les interventions marquent le sujet et augmentent le stress postopératoire. En lien avec les travaux sur la verbalisation, vous souhaitez repérer l'effet de la verbalisation des émotions par le sujet en préopératoire sur le niveau de stress peropératoire en le comparant à l'effet d'une modalité de gestion du stress moins active pour le patient, comme par exemple : passer un morceau de musique douce.

La variable dépendante est le « niveau de stress peropératoire ». En effet, si on se réfère à la définition d'une variable dépendante, c'est bien le phénomène « de stress peropératoire » dont le chercheur tente d'expliquer les variations.

La variable indépendante (celle dont le chercheur souhaite mesurer et comprendre l'influence qu'elle exerce sur la variable dépendante) est la « verbalisation des émotions par le sujet avant l'intervention ».

Les variables contrôlées. La première variable contrôlée est « la gestion du stress par l'écoute d'un morceau de musique douce ». Cependant, elle n'est pas la seule variable dont il est nécessaire de contrôler l'influence sur la variable dépendante « niveau de stress peropératoire ». Il est essentiel de contrôler aussi la part des variables suivantes : « le niveau d'anxiété générale du sujet ; le type d'intervention ; les expériences opératoires, la représentation du patient en ce qui concerne l'anesthésie et l'intervention qu'il doit subir ».

Les variables parasites sont celles que le chercheur ne peut pas contrôler et qui diminuent la fiabilité des résultats. Il s'agit notamment de tout ce qui relève de l'imprévisible, de ce qui peut se produire en pré- et peropératoire et influencer le niveau de stress du patient.

Les passages obligés de la méthode expérimentale

Pour conduire une recherche en méthode expérimentale, il faut respecter différentes procédures.

- ❑ Définir une question de recherche centrée sur une relation de cause à effet : « La question de recherche porte sur des *régularités* qu'on veut mettre à l'épreuve, soit pour les rendre transparentes, soit pour éliminer une façon de les poser. Elle souhaite démontrer des liens de causalité » (S. Ducrot, 2001, p. 22).
- ❑ Construire une hypothèse générale à partir des études antérieures menées sur le sujet et d'un champ théorique.
- ❑ Construire le dispositif de recherche. Le dispositif de recherche s'attache à maîtriser tout ce qui varie dans la nature, sur le terrain de la recherche afin de tester les variables qui intéressent le chercheur. Il s'agit d'isoler certaines variables, de les valoriser selon les nécessités de la recherche et de les manipuler lors de l'expérimentation. Tout ce qui n'est pas maîtrisable – ou n'a pu être maîtrisé – est considéré comme un biais (élément jouant un rôle sur les résultats de la recherche). L'expérimentation a pour but de recueillir des observables permettant de tester l'hypothèse. Le dispositif est construit afin de soumettre les observations à l'hypothèse. Le dispositif de recherche précise les différents points suivants.
  - L'opérationnalisation des variables, de manière à ce qu'elles soient directement observables. L'opérationnalisation s'élabore à l'aide de l'éclairage théorique du phénomène que l'on souhaite observer. Si nous continuons avec l'exemple précédent, la variable « niveau de stress peropératoire » peut être opérationnalisée en au moins deux indicateurs :
    - le « degré d'acidité gastrique peropératoire » qui est observable directement en cours d'intervention par la pose d'une sonde gastrique et des prélèvements réguliers du liquide gastrique, l'acidité gastrique étant un bon indicateur du niveau de stress ;
    - la variable « niveau de stress dans l'expression du souvenir que le patient a de la période peropératoire ». C'est aussi un indicateur intéressant par rapport à la problématique du marquage par les expériences peropératoire antérieures : « les études antérieures ont montré que les expériences de stress pendant les interventions marquent le sujet et augmentent le stress postopératoire ». L'opérationnalisation de cette sous-

variable passe par la définition d'indicateurs du souvenir qui caractérisent plus ou moins finement le stress.

- Le choix de la population à observer. S'agit-il des patients ? Des lycéens ? Des collégiens ? Des familles des patients ? Du personnel soignant ? À quelle tranche d'âge vous intéressez-vous ? Dans l'exemple choisi, la population à observer est celle des patients.
- Les règles de l'échantillonnage de cette population. Il s'agit d'indiquer :
  - les critères d'inclusion et d'exclusion. Y a-t-il des caractéristiques particulières à prendre en compte ? Si nous continuons avec l'exemple du stress peropératoire, la prise d'anxiolytique constitue un critère d'exclusion. En effet, la prise d'anxiolytique à un effet sur le niveau de stress, il est donc préférable d'éviter que les personnes prenant ces médicaments soient dans un des groupes de sujets. Les critères d'inclusion sont construits à partir des caractéristiques à prendre en compte pour sélectionner les personnes qui peuvent faire partie de l'échantillon. Par exemple : tranche d'âge, type d'intervention, etc. ;
  - le nombre de sujets – au moins *a minima* – qui participeront à l'expérimentation ;
  - les modalités de construction de l'échantillonnage pour qu'il soit représentatif de la population parente ou théorique.
- La construction du plan expérimental. Le chercheur construit un ou plusieurs plans expérimentaux qui permettent de tester des variables observables par comparaison entre une ou plusieurs situations et/ou groupes de sujets expérimentaux avec une ou plusieurs situations et/ou groupes de sujets témoins ou groupes de contrôle.

Continuons notre exemple :

La variable indépendante « verbalisation des émotions par le sujet avant l'intervention » nécessite la mise en place d'une situation expérimentale : temps (à définir) et procédures (à définir) qui permettront au sujet de verbaliser, à l'intention d'un professionnel, ses émotions, ses craintes...
La modalité de contrôle qui permet de comparer les effets observés lors de l'expérimentation avec une situation qui se différencie de la situation expérimentale, uniquement sur la variable expérimentée. Elle est le témoin que l'effet observé par la manipulation de la variable indépendante n'est pas lié à un autre

phénomène. Dans l'exemple choisi, il pourrait y avoir deux modalités de contrôle. La première concerne la variable « gestion du stress par l'écoute d'une musique douce » ; la seconde peut relever d'un groupe « sans condition particulière ».

L'expérimentation compare alors trois modalités.

Modalité 1 : variable indépendante « verbalisation des émotions en préopératoire ». Il faudra définir le temps (par exemple 10 minutes), la procédure (par exemple, en arrivant au bloc opératoire, le patient est accueilli par une infirmière, qui, après s'être présentée, l'installe dans une salle prévue à cet effet. Elle lui pose la question inaugurale : « Que ressentez-vous en ce moment ? », et conduit un entretien non directif).

Modalité 2 : variable contrôle « Gestion du stress par l'écoute d'une musique douce ».

- Définir le temps (par exemple 10 minutes). La variable temps est alors contrôlée sur cette partie-là. Il ne serait pas correct méthodologiquement de prévoir plus ou moins de temps que dans la modalité 1 (Verbalisation des émotions en préopératoire).
- Définir la procédure car de la même manière, pour limiter les biais, il est préférable de maintenir la même procédure d'accueil (en arrivant au bloc opératoire, le patient est accueilli par une infirmière, qui, après s'être présentée, l'installe dans une salle prévue à cet effet). La modalité de choix du morceau de musique doit être définie : soit ce sera le même morceau pour tous les patients (en fonction des effets généraux supposés) ; soit il sera choisi par le patient en fonction de la connaissance qu'il a de lui-même et des effets de certaines musiques sur son état émotif. Cependant, la procédure doit être la même pour tous.

Modalité 3 : groupe contrôle « sans condition particulière ».

En arrivant au bloc opératoire, le patient est accueilli par une infirmière, qui, après s'être présentée, l'installe dans la salle d'intervention.

Les trois modalités sont comparées, en ce qui concerne leurs effets, sur les deux indicateurs de la variable dépendante du niveau de stress peropératoire :
- acidité gastrique peropératoire ;
- souvenir du stress peropératoire.

Le plan expérimental peut alors être schématisé par un tableau croisé mettant en relation les modalités expérimentales caractérisant la variable indépendante et les indicateurs de la variable indépendante observée.

V.I. Modalités / V. D.	Modalité 1 : verbalisation des émotions	Modalité 2 : écoute de la musique	Modalité 3 : sans conditions particulières
Degré d'acidité gastrique	<	< ou	=
Souvenir du stress peropératoire	<	< ou	=

Ce tableau schématise le test de l'hypothèse sur la comparaison des trois modalités (M1, M2 et M3) sur les deux indicateurs de la variable dépendante. Les attentes de l'hypothèse posent que le degré d'acidité gastrique doit être plus élevé en M2 qu'en M1, ainsi que le niveau de stress dans le souvenir du patient. La comparaison entre M3 et M2 est intéressante et permet de tester l'effet d'une modalité de gestion de stress. Si, dans les résultats, les scores entre M2 et M3 sont égaux, cela peut accentuer la performance de la modalité 1. En revanche, une forte différence entre M3 et M2, dans le sens d'un niveau de stress supérieur en M3 et une absence de différence statistiquement significative entre la modalité 2 et la modalité 3 infirme l'hypothèse de l'effet de la verbalisation sur le niveau de stress peropératoire et indique l'intérêt de la mise en place de technique de gestion du stress.

Le plan expérimental peut se dérouler théoriquement de deux manières.

Première possibilité : tous les sujets qui constituent l'échantillon de l'expérience subissent trois interventions et pourraient donc expérimenter les trois modalités. Il serait alors possible de comparer pour chaque patient l'effet de chacune des modalités sur son niveau de stress peropératoire. Les sujets sont dits appareillés. Le plan se note : **S* M3.** Cette modalité est difficilement réalisable dans l'exemple que nous avons choisi.

Seconde possibilité : on peut considérer tous les sujets comme équivalents. L'échantillon est divisé en trois groupes et chaque groupe est affecté à une modalité selon la loi du hasard. Les échantillons sont dits indépendants. Chaque sujet est affecté à un groupe sur la base de critères précis et pertinents par rapport au phénomène étudié (en fait chaque sujet du groupe 1 doit avoir en quelque sorte son double, son clone, dans les autres groupes). Il y a alors une relation d'emboîtement entre le facteur « sujet » et la variable indépendante. Le plan se note : **S** < M3 >.

❑ Les modalités du pré-test/post-test. La variable dépendante se mesure par comparaison entre un score avant expérimentation et un score après expérimentation. En continuant notre exemple, le niveau de stress peropératoire se mesure sur l'écart entre le stress préopératoire et le stress peropératoire.

- Au niveau de l'indicateur « acidité gastrique » :
  - soit il est possible d'installer une sonde gastrique en préopératoire à tous les patients. Le degré d'acidité peropératoire sera alors comparé au degré d'acidité préopératoire. Le degré d'acidité gastrique peut être mesuré à différents moments clés de la procédure expérimentale ;
  - soit la pose d'une sonde gastrique en préopératoire est difficilement réalisable ou produit des effets indésirables. La comparaison pré-test/post-test ne peut pas se faire sur cette sous-variable.
- Au niveau de l'indicateur « niveau de stress peropératoire dans le souvenir du patient », la mesure peut se faire sur l'écart entre la perception du niveau de stress en préopératoire et le souvenir du stress peropératoire, en utilisant une échelle d'évaluation du stress proposé au patient en préopératoire et en postopératoire.

Ces deux modalités de pré-test/post-test produisent des effets différents sur le phénomène observé. C'est au chercheur de choisir la ou les modalités les plus pertinentes par rapport à la recherche.

❑ La structuration des outils de recueil de données. La phase de construction des outils doit faire l'objet d'une attention particulière. Tous les outils sont construits et testés avant l'expérimentation. Une erreur dans le choix de l'outil ou dans sa construction peut rendre inexploitable le recueil de données. Chaque variable est déclinée en indicateurs qui en permettent la mesure. La construction des indicateurs dépend de l'approche théorique du phénomène observé. Le choix de l'outil de recueil de données se fait en fonction du degré de pertinence de l'outil quant à l'observation de la variable ou de la sous-variable étudiée.

En continuant avec le même exemple, l'indicateur « degré d'acidité gastrique en peropératoire » ne peut se mesurer que par observation directe. Ni l'entretien, ni le questionnaire ne sont pertinents. L'indicateur « niveau de stress dans l'expression du souvenir du patient de la période peropératoire » se mesure en postopératoire en utilisant, comme outil de recueil de données, soit un questionnaire d'évaluation du niveau de stress, soit un entretien. Ces outils, qu'il s'agisse de l'entretien ou du questionnaire, renseignent sur la perception du sujet quant au stress qu'il a pu ressentir ou dont il se souvient.

❑ Les modalités du test de validité des outils. Il s'agit de mettre à l'épreuve la pertinence de la construction des outils en organisant une passation sur un sous-échantillon de la population (*voir partie 2, chapitre 2, Les outils de recueil des données*).

❑ Le choix du ou des terrains d'expérimentation et les éléments de négociation, leur participation à la recherche. Il s'agit alors de :
- trouver un ou plusieurs lieux de pratique professionnelle qui acceptent d'être le terrain de la recherche et de spécifier leurs caractéristiques ;
- les informer sur les objectifs et les modalités de l'expérimentation et de négocier leur participation à l'expérimentation. Par exemple conduire les modalités 1, 2 et 3 de la recherche sur le stress peropératoire.

❑ Organiser et mettre en place le plan expérimental, définir avec eux la période d'observation, les modalités de recrutement de la population pouvant constituer l'échantillon et l'information à donner aux différents acteurs de la recherche (personnel de l'institution qui participe à la recherche et personnes faisant partie de l'échantillon de recueil de données).

❑ Suivre l'expérimentation sur le terrain et recueillir des données sur son déroulement : événements, vécu des sujets, etc.

❑ Recueillir l'ensemble des données.

❑ Analyser les données. L'analyse descriptive des données apporte des précisions sur les caractéristiques de la population étudiée et sur l'ensemble des données recueillies dans les différents groupes. Elle indique aussi, en termes de tendance centrale et de dispersion, le résumé statistique des données de chaque groupe. L'étude de corrélation permet d'étudier le rapport qu'entretiennent deux variables entre elles, de repérer si elles varient l'une en fonction de l'autre ou non, et dans quel sens. Les tests de comparaison mettent l'hypothèse à l'épreuve. L'analyse des données est toujours quantitative.

Toutefois, il est possible – et souvent pertinent – d'intégrer dans l'analyse des données des éléments plus qualitatifs : le récit des patients sur ce qu'ils ont perçu ou encore celui des personnels qui ont participé à la recherche.

- Interpréter les résultats et re-problématiser la question de départ. L'interprétation des résultats se construit dans la confrontation des données aux hypothèses opérationnelles, puis à l'hypothèse générale. Une hypothèse opérationnelle peut être confirmée et une autre infirmée. L'approche statistique permet de poser s'il existe ou non une différence entre les groupes observés pour chacune des hypothèses opérationnelles. Le sens à attribuer à l'existence ou non d'une différence n'est pas donné par l'approche statistique. Il relève de la fonction du chercheur. Les résultats sont donc proposés à la discussion par le chercheur en fonction des éléments du dispositif de recherche et de l'approche théorique du phénomène qui a été privilégiée. Cette discussion scientifique des résultats se construit sur l'analyse critique méthodologique que peut en faire le chercheur. En les confrontant à la théorie et à l'approche méthodologique privilégiée, le chercheur énonce en quoi ces résultats sont intéressants pour l'évolution des connaissances scientifiques actuelles.

Conclusion

La méthode expérimentale permet de mettre à l'épreuve certains éléments et de tester leurs effets scientifiquement avant qu'ils soient systématisés en tant que pratique. Dans la recherche en soins et santé, elle invite à ré-interroger des allants de soi, des habitudes, en mettant à l'épreuve le test de leur influence et/ou de leur efficacité. L'intérêt de cette méthode de recherche est de mettre scientifiquement à l'épreuve une hypothèse théorique concernant l'effet d'une ou de plusieurs variables indépendantes sur une variable dépendante. Elle nécessite la mise en place d'un plan expérimental. Elle est un moyen de produire des connaissances généralisables et de lutter contre une généralisation des pratiques de soin et de santé, sans en avoir étudié scientifiquement les effets. Elle est centrée sur l'observation de groupes de sujets et les tendances centrales mais elle n'étudie pas les cas singuliers. Elle va dans le sens d'une standardisation, d'une systématisation et d'une uniformisation des pratiques.

B La méthode différentielle

Introduction

La méthode différentielle s'intéresse aux facteurs de différenciation des individus. Elle étudie les variations de réponses des sujets sur un phénomène. Le chercheur identifie les caractéristiques individuelles explicatives de variations comportementales du sujet, ainsi que l'existence ou non de corrélations entre ces caractéristiques. Il s'intéresse aussi aux conditions d'observation de ces différences : hérédité, environnement, éducation.

La méthode différentielle s'est construite dans le champ de la psychologie. Elle a donné lieu à un axe de recherche : la psychologie différentielle. Son contexte de développement s'est fait à partir du XIXe siècle, bien que de tout temps l'homme se soit intéressé à catégoriser et/ou à différencier les individus. Par exemple, Hippocrate (460-377) distingue quatre types de tempéraments chez les sujets : le colérique, le mélancolique, le flegmatique et le sanguin. Si les études sur les différences individuelles ont été nombreuses, il est consensuel de dire que c'est à partir de la théorie évolutionniste que la méthode différentielle s'est élaborée.

- **Charles Darwin** (1809-1882) s'est intéressé à la variabilité des espèces et a initié la théorie de l'évolution. Cette théorie bouleverse « les idées de l'époque sur l'origine de l'homme. En mettant l'accent sur la variabilité entre les individus et sur les enjeux théoriques, elle a aussi contribué à la naissance de la psychologie différentielle » (P.Y. Gilles, 1999, p. 22).
- **Sir Francis Galton** (1822-1911), un cousin de Darwin, est le premier à systématiser les observations sur la variabilité entre les individus. Il pose les bases d'une psychologie différentielle. Persuadé de l'importance des facteurs héréditaires dans la détermination des différences individuelles, il est à l'origine des tests mentaux et du principe de la mesure du coefficient de corrélation. Il a esquissé les principes de base de l'analyse factorielle. La valorisation du facteur héréditaire au détriment de celui du milieu le conduit à initier et développer un certain eugénisme incompatible avec les droits de l'homme.

Puis une succession de travaux approchent cette méthode par la construction de tests mentaux et le développement des statistiques corrélationnelles. Parmi les auteurs qui y ont contribué, nous retiendrons ceux qui suivent.

- **Alfred Binet** (1857-1911) qui se centre sur les processus mentaux supérieurs (mémoire, intelligence). Il effectue de nombreuses recherches en psychologie expérimentale, tout en accordant une grande importance à l'étude des différences individuelles. Il crée l'échelle métrique de l'intelligence avec T. Simon (1905, puis 1908 et 1911). Une partie de ses recherches l'oriente vers la phrénologie, définie comme l'étude des facultés individuelles en fonction de la forme du crâne.
- **Raymond Bernard Cattell** (1860-1944). Son œuvre porte essentiellement sur l'étude de la personnalité (qui inclue pour lui l'intelligence à partir des tests mentaux) par l'analyse factorielle. Il étudie l'influence des facteurs génétiques et des facteurs de milieu par une méthode d'analyse de la variance.
- **Charles Edouard Spearman** (1863-1945) pour les études qu'il a menées sur le facteur général d'intelligence.
- **William Stern** (1871–1938) tente une synthèse entre la psychologie expérimentale et la psychologie compréhensive. Il introduit la notion de « quotient intellectuel ». Ses recherches participent au regroupement des enfants par classe de niveau.
- **Henri Piéron** (1881–1964) propose en 1904 des méthodes de mesure précises permettant de « classer les individus » afin de les orienter vers des fonctions correspondant à leurs aptitudes. Pour lui, les individus ont des aptitudes différentes en fonction de leur potentiel génétique ; l'éducation les développe et les transforme en capacités.

La plupart de ces auteurs s'attachent à perfectionner les instruments de mesures mais ne travaillent pas à l'approche théorique de cette méthode. Certains travaux ont mis l'accent sur les limites déontologiques de son utilisation. En effet, la différenciation génétique des sujets, leur catégorisation en fonction de leur niveau d'intelligence, la détermination d'une typologie humaine peut conduire au développement d'une pensée et de comportements eugéniques. Actuellement, la psychologie différentielle a évolué. Distincte de la psychologie expérimentale, elle constitue une discipline à part entière. Pour M. Huteau (2002, p. 19), « elle ne porte plus beaucoup sur l'estimation des poids respectifs de l'hérédité et du milieu, mais bien davantage sur l'élucidation des mécanismes des influences du milieu, en interaction ou non avec des facteurs héréditaires ».

Il faudra attendre les travaux de Reuchlin (1960), Longeot (1974), Lautrey (1980) et ceux de Lautrey, Ribaupierre et Rieben (1990) pour étayer cette méthode d'un point de vue théorique et valider l'importance de s'intéresser aux caractéristiques différentielles.

Lautrey différencie les recherches qui accordent aux différences individuelles un statut périphérique (il s'agit alors de compléter la loi générale) de celles, plus actuelles, pour lesquelles la variabilité est au centre de la recherche et des préoccupations du chercheur. La variabilité est considérée comme une condition essentielle de l'adaptation.

Les recherches en méthode différentielle peuvent s'intéresser à :

❑ la description de l'interaction entre des caractéristiques de sujets, regroupés en variables individuelles, et un contexte social. Les variables individuelles se construisent, tout au long du processus de recherche ;
❑ la description de l'interaction des variables chez un même sujet.

Ce détour historique sur l'évolution de la méthode différentielle nous permet de repérer les éléments qui l'ont constitué et donc de mieux comprendre l'orientation actuelle de cette méthode, ainsi que ses limites et son intérêt. Les méthodologues valorisant cette approche de la recherche ont mis en évidence la variation de réponse des sujets observés dans les mêmes conditions ou situations de recherche. En ce sens, ils ont remis en question la généralisibilité des résultats des recherches expérimentales. Ils ont d'abord démontré l'importance des variations entre les sujets d'un même groupe expérimental, ainsi qu'une certaine stabilité dans ces variations et par là même, les limites de fonctionnement de certaines lois générales.

Ce qui intéresse le chercheur qui utilise cette méthode est de distinguer parmi un grand nombre de variables celles dont les modalités sont co-occurrentes (en corrélation) de celles qui ne le sont pas. Un chercheur peut être amené à repérer, par exemple, une corrélation entre les modalités des variables :
❑ les types d'obstacle d'apprentissage dans les lombalgies ;
❑ les types de métier exercé ;
❑ l'intensité de la douleur ;
❑ le sexe ;
❑ l'âge.

Si la co-occurrence permet de repérer des liaisons entre deux ou plusieurs modalités de variables étudiées, elle ne pose pas l'existence d'une relation de cause à effet entre ces modalités. En effet, « la notion de corrélation fait simplement référence au degré de similitude, en grandeur et en sens de variation, de l'évolution des valeurs de deux variables (ou d'ailleurs parfois plus de deux variables) d'une série statistique » (C. Rosenthal et C.F. Frémontier-Murphy, 2001, p. 138-139). Reprenons notre exemple : le fait que les modalités homme-femme corrèlent avec les types d'obstacle d'apprentissage dans les lombalgies – c'est-à-dire qu'il est observé que certains obstacles sont prévalent chez les hommes et d'autres chez les femmes – ne signifie pas que c'est le fait d'être un homme ou une femme qui provoque ces obstacles d'apprentissage dans les lombalgies. Il n'y a pas de relation de cause à effet entre ces deux variables. De la même manière, le fait que l'intensité de la douleur est co-occurente avec le type de métier exercé n'indique pas que c'est le type de métier exercé qui est la cause de la douleur ; ou inversement, que c'est l'intensité de la douleur qui est la cause du type de métier exercé...

Les principes de la méthode différentielle

Comme nous l'avons vu, ce qui caractérise la méthode différentielle en tant que méthode de recherche est l'intérêt qu'elle porte à la variabilité interindividuelle. Même si cette méthode s'est différenciée de la méthode expérimentale, elle en est proche par ses postulats méthodologiques. Elle « valorise fortement les observations systématiques et bien contrôlées et la mesure des phénomènes » (M. Huteau, 2002, p. 2). Les principes de réplicabilité, de démonstration et de reproductibilité de l'observation décrits en méthode expérimentale sont aussi valables en méthode différentielle. Le rapport implication/distanciation du chercheur à l'objet de la recherche est appréhendé de la même manière. Les principes de fonctionnement spécifiques à la méthode différentielle sont les suivants.

❑ La stabilité de la variabilité inter-individuelle. Certaines conduites humaines semblent obéir à des lois générales, mais en y regardant de plus près, on peut noter l'extrême variabilité des comportements et des attitudes chez l'homme. Prenons l'exemple utilisé par des méthodologues différentialistes à propos de l'apparition du langage (*La psychologie différentielle*, sous la coordination de P.Y. Gilles, Coll. Grand Amphi, Nathan, 1999).

« En moyenne, les enfants produisent leur premier mot vers 8 mois, une dizaine de mots vers 1 an et une soixantaine vers 16 mois. » Cette phrase à l'allure d'une loi générale. Cependant, elle ne s'applique qu'à un enfant moyen, ce qui représente une abstraction. Observons le nombre de mots produits par un échantillon d'enfants de 16 mois.
Dix pour cent d'entre eux produisent 150 mots, soit plus du double de la moyenne annoncée et se retrouvent à une extrémité de la courbe, tandis que 10 % n'en prononcent aucun et se retrouvent donc à l'autre extrémité de la courbe.
« Si on compare maintenant la composition du langage de ces enfants à quantité de mots constante (par exemple 50 mots), on s'aperçoit que les enfants diffèrent aussi par les mots qu'ils utilisent de façon préférentielle. » Certains se servent du langage pour désigner des noms propres, d'autres pour désigner des objets. D'autres encore produisent peu de noms mais forment d'emblée des petites phrases avec l'intonation pertinente par rapport à leur souhait.

Ces différences peuvent être observées sur toutes sortes de conduites, et lorsque ces différences observées s'avèrent stables, lorsque l'hypothèse de l'aléatoire a été rejetée, c'est-à-dire qu'elles se reproduisent à nouveau dans les mêmes conditions d'observation, on peut parler de caractéristiques individuelles stables.

❑ L'approche corrélationnelle des observations faite sur l'étude des caractères différentiels. La notion de relation fonctionnelle entre deux variables est abandonnée au profit de la notion de corrélation. Le calcul des corrélations indique numériquement un degré de concordance entre un classement des sujets par notes ou rangs et un facteur déterminé. Il permet au chercheur de réaliser différentes tâches.

- Recueillir des informations sur le degré de parenté ou d'affinité des aptitudes mises en jeux lors de certaines épreuves. Il est possible, par exemple, de rechercher s'il existe des corrélations intéressantes (ou des co-occurences) entre les modalités de différents exercices d'auto-soins ou entre les performances ou les spécificités d'apprentissage à un exercice d'auto-soins et un facteur général intrinsèque ou extrinsèque.
- Suivre une personne à des moments différents de sa vie sur un processus d'éducation à la santé, par exemple en étudiant les

corrélations avec des facteurs intrinsèques (personnalité, hérédité, intelligence, type de logique, motivation…) ou extrinsèques (environnement social, familial, changement de milieu…).

- Décrire les éléments corrélatifs d'un type de fonctionnement ou de comportement du sujet en mettant en évidence des co-occurences sur des variables individuelles (on recherchera par exemple les éléments corrélatifs d'une observance thérapeutique rigide ou d'une totale inobservance).
- Questionner les conditions externes des différences individuelles. Par exemple : existe-t-il une corrélation entre un type de réponse du sujet lors d'une démarche éducative et un ou plusieurs éléments caractéristiques de son contexte de vie ?
- Repérer l'influence d'un exercice sur les différences individuelles (l'exercice proposé augmente-t-il ou diminue-t-il les différences individuelles ?)
- Envisager le devenir des sujets (l'évolution de leur aptitude à prendre en charge leur santé, à pratiquer un auto-soin, à apprendre) à partir de la stabilité de certaines corrélations entre un résultat d'apprentissage et une aptitude à plus long terme.

❏ La standardisation des tests dans la recherche des différences individuelles. La notion de test, en méthode différentielle, définit la situation d'observation des réponses des sujets, ainsi que les outils qui servent de stimulus et de mesure de la réponse du sujet. La validation scientifique de l'existence de différences individuelles est liée à une standardisation de la procédure d'observation. La recherche de variabilité interindividuelle se fait sur des sujets qui sont placés dans la même situation de recherche : les tests et outils de recueil de données sont identiques, les consignes aussi. C'est cette standardisation et la stabilité des corrélations observées qui valident le classement des sujets en catégories ou types.

❏ L'échantillonnage est hétérogène pour l'étude des différences individuelles. En effet, pour s'intéresser aux différences individuelles, la recherche nécessite que l'échantillon soit constitué de sujets différents. En revanche, la comparaison entre deux groupes de sujets, sur une variable intergroupe, ne peut être valide qu'à partir du moment ou les deux groupes sont similaires.

❏ L'utilisation des indices de résumés statistiques (mode, médiane, moyenne, écart type) et des statistiques comparatives (Chi carré, t de Student… *voir p. 234*) pour l'étude des différences intergroupes.

❑ La construction des variables différentielles. Elle se fait en amont de la recherche. Cependant, si le dispositif est standardisé et planifié en amont de la recherche, il laisse une place à la prise en compte de variables découvertes en cours de recherche. Ce qui est valorisé, c'est le travail de compréhension du fonctionnement d'une variable dans son interaction avec une pluralité d'autres variables. Le chercheur peut donc, en fonction des données recueillies et des résultats observés, décider d'étudier d'autres variables que celles envisagées initialement dans le dispositif.

❑ L'ensemble des courants de pensée qui ont influencé la méthode différentielle nous invite aujourd'hui à faire la distinction entre groupes, typologies, styles et vicariances.

- Les groupes « peuvent être constitués à partir de critères situationnels ou contextuels, c'est-à-dire objectifs, comme l'habitat, la mise en place ou non d'un apprentissage, la prise ou non d'un traitement, la présence ou non d'une maladie » (P.Y. Gilles, 1999, p. 223).
- La notion de type désigne aujourd'hui un modèle de caractère. Les types sont construits sur des caractéristiques subjectives directement observables et stables. La typologie en tant que science des types humains devient la science des classements des sujets sur leurs caractéristiques biologiques et/ou psychologiques. « Considéré comme extrêmement stable dans le temps, le type aurait donc une forte valeur prédictive » (P.Y. Gilles, 1999, p. 224).
- Les styles sont déterminés au regard de la manière dont les sujets traitent l'information. Ils différencient les individus quant à leur façon d'apprendre, d'organiser leur pensée, de réaliser une tâche. « Il s'agit donc de processus, de procédures, de stratégies, d'orientations qu'un sujet donné a tendance à privilégier, le plus souvent à son insu » (P.Y. Gilles, 1999, p. 224). Pour L. Rieben (2000), l'étude des styles « concerne les *préférences* que manifestent les individus à recourir à un ou plusieurs types de processus plutôt qu'à d'autres pour résoudre des problèmes, et plus globalement pour agir sur l'environnement. Il s'agit donc d'une étude *qualitative* des différences individuelles. Elle se différencie de l'étude des aptitudes ou habiletés qui, elle, s'intéresse aux contenus, aux connaissances et aux niveaux de performance ».
- Les vicariances s'appuient sur l'étude de ce qui remplace quelque chose, se substitue à un élément, lors d'un processus de résolution d'une tâche. Elles « traduisent notamment des styles réversibles en

fonction des situations. Lorsque, pour résoudre un même problème, il existe plusieurs processus substituables, chaque sujet peut sélectionner l'un d'entre eux, mais cela n'exclut pas qu'il ait en réserve les autres processus » (P.Y. Gilles, 1999, p. 224).

Le statut de l'hypothèse

L'hypothèse *a priori* n'est pas obligatoire en méthode différentielle. Le chercheur peut :

- ❏ partir d'une question théorique ou, comme nous l'avons vu précédemment, se centrer sur la description des caractéristiques d'un type d'attitude ou de fonctionnement du sujet. Une ou plusieurs hypothèses peuvent être dégagées ou s'affiner au fur et à mesure de l'étude des corrélations observées ;
- ❏ se centrer sur une hypothèse théorique formulée sur le principe d'une loi générale. L'hypothèse peut être issue d'une recherche expérimentale. « La psychologie différentielle utilise la méthode expérimentale, notamment pour montrer que les variations de la situation n'ont pas toujours le même effet chez tous les individus, ou encore pour analyser quelques-uns des mécanismes de la formation des différences individuelles » (M. Huteau, 2002, p. 19). La finalité de la recherche n'est pas d'infirmer ou de confirmer l'hypothèse ; elle peut être de décrire les caractéristiques des sujets qui ne rentrent pas dans la loi générale, ou encore d'identifier, à l'intérieur même du groupe de sujets qui entrent dans la loi générale, des classements qui les différencient. Ce procédé est moins utilisé aujourd'hui ;
- ❏ confronter deux hypothèses contradictoires.

Si l'hypothèse n'est pas obligatoire en méthode différentielle, ce qui est incontournable est l'approche théorique du phénomène observé. Le chercheur ne travaille pas sur toutes les caractéristiques d'un sujet. Il centre ses observations sur les caractéristiques pertinentes à la problématique de recherche. Il doit préciser, selon P.Y. Gilles (1999, p. 63) la caractéristique ou les caractéristiques sur lesquelles il centre son observation et la signification qu'il propose de leur attribuer. Il formule donc des propositions théoriques.

Les variables différentielles

Si on se réfère à M. Reuchlin (1984), les variables différentielles peuvent se regrouper en trois catégories : les variables interindividuelles, intergroupes et intra-individuelles.

Les variables interindividuelles correspondent « aux variables observées sur un ensemble d'individus de façon telle que chacun des individus puisse être affecté à l'une des valeurs possibles de la variable » (op. cit., p. 4). L'étude des différences interindividuelles se fait par comparaison des sujets « les uns par rapport aux autres en fonction d'une ou plusieurs caractéristiques ou variables » (P.Y. Gilles,1999, p. 60).

Les variables intergroupes sont les variables observées à un niveau plus général. Elles différencient des groupes de sujets sur des variables contextuelles ou situationnelles. Elles ne sont jamais introduites expérimentalement par le chercheur ; elles sont toujours invoquées. Bien entendu, les sujets regroupés selon une caractéristique commune stable et objective peuvent se prêter à une comparaison intergroupe, à condition que l'échantillonnage soit représentatif. Ils constituent alors une unité globale, représentative de la population parente, qui n'en demeure pas moins constituée de sujets pouvant se différencier sur d'autres aspects.

Les variables intra-individuelles représentent les variations d'un individu. C'est-à-dire, par exemple, les différentes manières de procéder d'un individu à des moments différents, ou de résoudre une difficulté ou de réagir à une situation. La notion de variable intra-individuelle est discutée. Elle relève des éléments de la construction cognitive du sujet et donc de la relation entre sujet et objet. Le modèle ternaire (sujet-objet-alter), s'oppose au modèle binaire (sujet-objet) et conduit à l'abandon de la notion de variable intra-individuelle.

Les passages obligés de la méthode différentielle

- ❑ Définir une question de recherche qui s'intéresse à identifier des caractéristiques individuelles sur un phénomène.

❑ Centrer la recherche sur une question théorisée ou sur une hypothèse ; chaque élément de la question ou de l'hypothèse est issu de la problématique théorique.

❑ Construire un dispositif de recherche. Le dispositif de recherche est centré sur la construction des variables différentielles et des tests qui permettent de les mettre en évidence.

- Opérationnaliser la question théorisée afin qu'elle soit directement observable.
- Définir les variables différentielles à observer *a priori*. L'approche théorique du phénomène conduit à l'identification de variables intergroupes, inter-individuelles et/ou intra-individuelles. Les variables doivent être clairement définies et l'intérêt de leur étude argumenté.
- Choisir la population à étudier. S'agit-il d'un même groupe de sujets ou de deux groupes constitués à partir d'une variable contextuelle ou situationnelle invoquée ? Par exemple : vous vous intéressez à l'étude des différences interindividuelles dans l'apprentissage d'auto-soins lors des lombalgies. Vous pouvez choisir de mener vos observations sur l'ensemble des patients en apprentissage d'auto-soins dans une ou plusieurs écoles du dos ; vous pouvez mener la recherche avec le groupe des patients en apprentissage d'auto-soins dans les lombalgies (en tant qu'unité globale) ; vous pouvez aussi différencier les sujets sur la variable « intervention chirurgicale sur la colonne vertébrale » (modalités : « présence » ou « absence d'une intervention chirurgicale »). Vous aurez alors deux groupes de sujets différenciés sur une variable invoquée.
- Définir les règles de l'échantillonnage. Pour cela, il convient de :
  - déterminer le nombre de sujets, au moins *a minima*, sur lequel portera l'observation ;
  - préciser les modalités de l'échantillonnage pour la comparaison intergroupe. L'échantillon doit être représentatif de la population parente ou théorique ;
  - préciser les modalités de l'échantillonnage de la population observée sur les variables inter- ou intra-individuelles. La population doit être hétérogène. Allez-vous observer toutes les personnes, ou effectuer un tirage au hasard ?
- Construire les outils de recueil de données et les tester. Comme en méthode expérimentale, la phase de construction des outils doit faire l'objet d'une attention particulière. Tous les outils sont construits et testés avant la phase de recueil de données. Une

erreur dans le choix de l'outil ou dans sa construction peut rendre inexploitable le recueil de données. Chaque variable est déclinée en indicateurs qui permettent son observation et/ou sa mesure. Le choix de l'outil de recueil de données se fait en fonction de son degré de pertinence à l'étude des variables.

- Chercher un ou plusieurs terrains d'observation et négocier leurs participations à la recherche. Il s'agit alors de :
  - trouver un ou plusieurs lieux de pratique professionnelle qui acceptent d'être le terrain de la recherche et de spécifier leurs caractéristiques ;
  - les informer sur les objectifs et les modalités de la recherche. Organiser et mettre en place la procédure d'observation. Définir avec eux la période d'observation, les modalités de recrutement de la population pouvant constituer l'échantillon, et l'information à donner aux différents acteurs de la recherche (personnel de l'institution participant à la recherche et sujets faisant partie de l'échantillon de recueil de données).
- Faire passer les tests.
- Recueillir l'ensemble des données.

❑ Effectuer une analyse descriptive des données. Elle apporte des précisions sur les caractéristiques de la population étudiée et sur l'ensemble des données recueillies dans les différents groupes. Elle indique aussi, en termes de tendance centrale et de dispersion, le résumé statistique des données de chaque groupe.

❑ Au niveau des variables intergroupes, réaliser les tests statistiques de comparaison.

❑ Étudier le rapport qu'entretiennent les variables individuelles entre elles. Existe-t-il ou non une corrélation ? Calculer les coefficients de corrélation.

❑ Identifier éventuellement d'autres variables différentielles que celles prévues *a priori*.

❑ Interpréter les résultats et re-problématiser la question de départ. Lorsqu'il y a une hypothèse, les résultats qui la falsifient sont interprétés. L'approche statistique permet au chercheur d'énoncer s'il existe ou non des différences intergroupes ou individuelles. L'interprétation des coefficients de corrélation est délicate. Le chercheur doit tout d'abord se poser la question du seuil de probabilité d'acceptation de la corrélation. Il lui faut aussi repérer l'interférence d'autres facteurs que ceux étudiés. Le sens à attribuer à l'existence ou non d'une corrélation relève du travail théorique du chercheur. Les résultats sont toujours discutés au regard des éléments du dispositif de recherche et de l'approche théorique du phénomène qui a été privilégiée. Le chercheur évalue l'ensemble du dispositif de recherche et y apporte une réflexion critique en vue de proposer des prolongements pour l'évolution de la recherche et des connaissances actuelles.

Conclusion

La méthode différentielle cherche soit à construire des catégorisations stables de sujets, des listes de procédures mises en œuvre par les individus dans des situations identiques, soit à étudier la variabilité d'un individu dans des situations différentes. Elle se positionne à l'encontre du postulat qu'il pourrait exister une organisation des conduites valable pour tous les individus. La recherche en soins se construit et, pour ce faire, emprunte aux disciplines existantes des méthodes de recherche reconnues scientifiquement. Se centrer sur la variabilité individuelle et interindividuelle dans les recherches initiées à partir de problématique de santé et/ ou de soins a un intérêt certain. Ce type de recherche permet d'identifier des éléments de compréhension du fonctionnement d'un sujet, ou de différencier des styles, des types, des groupes de personnes, et de définir leurs particularités, dans différentes situations de santé. La communication de ces données peut être utile à leur prise en compte dans une démarche de soins individualisée.

C La méthode clinique

Introduction

Le terme clinique est polysémique. Il peut être utilisé comme un nom féminin (la clinique pouvant indiquer un lieu ou une pratique) ou comme un adjectif qui qualifie une approche (médecine clinique, méthode clinique, recherche clinique, écoute clinique). Toutefois, les qualités signifiantes de l'adjectif clinique semblent quelque peu différer suivant le contexte, la discipline, l'objet auquel il se rapporte. À la vue des travaux de recherche en anthropologie, ethnologie, linguistique, psychologie, santé, sociologie, éducation… c'est plutôt le pluriel qui conviendrait pour parler ou décrire l'approche clinique.

Revenons dans un premier temps au sens de ce mot et à son évolution.

L'origine grecque du mot clinique est dérivé de *kliné* « lit ». Les mots de la racine *klin* acceptent, entre autres, un substantif masculin *Klinikos,* « le médecin qui examine le malade au lit », et un substantif féminin *Kliniké,* « la médecine exercée au chevet du patient ». La clinique serait donc réservée à ce qui se voit et s'interprète depuis le lit du malade. Elle renvoie à l'idée d'une observation, d'une analyse, d'un repérage de signes chez un sujet malade, souffrant.

Si la clinique a pris sa source dans la médecine, elle n'est plus réservée aujourd'hui à ce champ disciplinaire, ni même aux professionnels de la santé. Son champ d'application est très vaste. Il n'est pas rare actuellement d'entendre parler de clinique d'une automobile ou de clinique d'un ordinateur. La clinique qualifie alors l'examen ou le signe qui s'établit d'après l'observation directe d'une machine, comme elle a désigné l'observation directe du malade et non la théorie. Le praticien est à côté de la personne ou de l'objet dont il prétend faire la clinique. De nos jours, l'utilisation de ce mot concernant à la fois l'humain et la matière inorganique peut laisser craindre l'indifférenciation du sujet et de l'objet. Nous avons là deux approches différentes de la clinique : la clinique du sujet et la clinique de l'objet, dont les glissements laissent supposer une clinique du sujet objet comme possible.

La notion de clinique prend un sens différent d'une utilisation à l'autre, entraînant peut-être un enrichissement dans la pluralité des modèles auxquels elle renvoie, mais aussi des confusions chez le public non initié. Il semble alors difficile d'identifier un point commun à ces différentes utilisations, si ce n'est celui de réduire la clinique au fait d'être à côté de la chose. Mais que veut dire être à côté ? En d'autres termes, pouvons-nous identifier des éléments, des critères, qui caractériseraient, qualifieraient, regrouperaient en une famille d'appartenance la méthode clinique en santé ou en soins ?

Recherche clinique et méthode clinique

Avant de parler de méthode clinique, il me semble important de différencier recherche clinique de méthode clinique. Le terme de recherche clinique regroupe l'ensemble des recherches qui se réalisent au lit, au chevet ou auprès du malade, du bénéficiaire ou du demandeur de soins. Ces recherches peuvent cependant utiliser autant une méthode de recherche expérimentale qu'une méthode clinique ou différentielle et pourquoi pas une méthode ethnographique ou ethnologique. Si la notion de clinique de l'objet ou du sujet objet n'est pas récusée, les pratiques qui s'y rapportent sont liées au paradigme mécaniciste (méthode expérimentale ou différentielle). La méthode clinique, elle, s'intéresse à la clinique du sujet/sujet en tant qu'être humain ayant conscience d'être au monde.

Les principes de la méthode clinique

L'adjectif clinique qualifie autant une pratique de clinicien, qu'une famille de recherches ou encore un paradigme méthodologique. Cette différence est d'importance, car la pratique du clinicien s'adresse à un malade ou à une personne souffrante, plus ou moins en demande d'aide thérapeutique. Or, la méthode de recherche clinique ne nécessite pas forcément que les sujets soient malades. Le but du chercheur utilisant cette méthode n'est pas de guérir, ni de poser un diagnostic et/ou de prescrire un remède ou une remédiation aux difficultés de la personne ou du groupe de personnes, mais de découvrir un cas clinique, en participant avec l'autre (sujet, groupe ou situation) au travail sur le sens de son projet en santé, de son cheminement dans la maladie ou la santé et/ou de son changement dans un processus de vie et de soin.

La méthode clinique de recherche a hérité des caractéristiques qui ont participé à son élaboration en médecine. Elle est réservée à ce qui s'entend et s'interprète en étant à côté de la personne. Elle est fondée sur l'écoute et l'interprétation des signes recueillis et accueillis auprès d'un sujet. C'est à partir de ces éléments recueillis dans la pratique clinique, en étant à l'écoute du sujet, qu'elle s'intéresse à la recherche du cas clinique. Nous posons, comme principes qui régissent le fonctionnement de cette méthode à des fins de recherche scientifique, les éléments suivants.

- Le centre d'intérêt du chercheur est l'individu en tant que sujet singulier, son récit, son histoire, sur le phénomène mis à l'étude par le chercheur. Le chercheur s'intéresse aux déterminants biographiques du sujet dans le phénomène observé. Le sujet est donc le narrateur de son vécu passé et présent ainsi que d'un futur imaginé. Il doit pouvoir se raconter, s'écouter et réfléchir à ce qu'il dit ou a dit. Pour ce faire, il est nécessaire de lui accorder de l'écoute et du temps.

- La fécondité de la recherche est liée à la découverte d'éléments qui permettront de construire un cas clinique. Sa caractéristique est comme nous l'indique M. Vial (2000, p. 147) « qu'il déborde l'attendu des critères » issus de l'approche théorique. L'approche est avant tout qualitative. Ce n'est donc pas le nombre de sujets rencontrés qui fait la qualité de la recherche. Cependant, pour découvrir ces éléments dans le récit du sujet, le chercheur est amené à rencontrer plusieurs personnes à plusieurs reprises.
- L'entretien n'est pas un outil de recueil de données mais une situation de rencontre. Le chercheur ne recueille pas des données en vue de tester une hypothèse, il accueille les signes que le sujet veut bien lui livrer sur son histoire de vie, son vécu du phénomène étudié. Accueillir, c'est recevoir l'autre, lui donner accès à la parole et à une écoute. Le verbe « recueillir » est imprégné du sens « récolter ». Il « s'emploie toujours avec un complément désignant les produits autre que végétaux et avec la valeur figurée de « retirer (un profil matériel ou moral) ». [...] Par extension, il réalise la valeur vague d'obtenir » (A. Rey, 1995, p. 1736). En méthode clinique, la quête du chercheur n'est pas d'obtenir du sujet qu'il lui livre des données en vue de confirmer ou infirmer une théorie, mais de découvrir dans le récit du sujet d'imprévisibles éléments qui lui permettront de construire un cas clinique. Le prévisible est construit à partir de la théorie ou des théories de références. L'imprévisible est donc ce qui sort des attendus théoriques. Le chercheur reçoit la réalité du récit du sujet comme elle lui est livrée ou comme il la perçoit, en travaillant à son implication. Une relation de confiance doit s'établir entre lui et le sujet.
- L'implication du chercheur est objet de connaissance. Le travail du chercheur à son implication se fait par devers lui, en amont, en aval, et tout au long de la relation entre le sujet et le chercheur.
- Si l'écoute de la parole du sujet est importante en clinique, elle n'est pas le seul moyen d'accueillir le récit du sujet. En effet, le langage non verbal est aussi un moyen de communication avec le sujet. Le passage du récit par les mots participe au processus réflexif de soi. Cependant, il est des situations ou la souffrance est telle qu'elle ne peut pas être traduite en mots. Pour autant, le sujet souhaite parfois s'exprimer et être écouté sur ce qu'il vit. Le chercheur se doit d'être prudent et d'éviter l'intrusion. « Relancer ou

interpréter à partir de ce qui n'a pas été verbalisé revient en partie à entendre ce qu'un sujet ne voulait pas dire » (B. Jacobi, 1995, p. 192). Il ne s'agit pas pour le chercheur d'aller au-delà de ce que veut bien lui livrer le sujet – ce qui relèverait d'un manque de respect – mais d'accepter une expression autre que celle de la parole et voulue par le sujet. Le débat de la place de la parole dans la méthode clinique renvoie au questionnement éthique du chercheur.

- Comme nous l'indiquent J. Accardi et B. Daineche, « l'éthique de la recherche en clinique serait de ne pas confondre la posture du chercheur et celle du psychanalyste » (2001, p. 163). La relation entre le sujet et le chercheur n'est pas une relation d'aide plus ou moins thérapeutique, mais une relation entre un chercheur qui a une demande envers un sujet (participer à sa recherche) et un sujet qui peut avoir une demande à formuler au chercheur (par exemple, avoir un retour sur l'ensemble de la recherche, ou être écouté). Il y a donc négociation entre le chercheur et les personnes rencontrées. Elles doivent être informées au minimum du thème de la recherche, de ses objectifs et des éléments qui la concernent quant au dispositif de recherche (durée des entretiens, nombre d'entretiens...). La personne peut, à tout moment de la recherche, interrompre sa participation.
- Écouter ne suffit pas en méthode clinique, il s'agit aussi d'entendre, c'est-à-dire de « porter son attention vers l'autre », tenter de comprendre ce qu'il exprime sur le phénomène étudié. L'audition se fait à partir d'un cadre de références théoriques du phénomène étudié. Le travail d'interprétation se construit dans une proposition d'organisation des éléments ou des signes recueillis qui sont rapportés au cadre théorique et donc aux attendus de la ou des théories. Il permet la mise à jour de l'imprévu de la théorie et provoque sa régulation.
- Le but premier de la méthode clinique n'est pas de généraliser mais de proposer une régulation de la théorie ou des théories qui ont fondé l'attendu par rapport au phénomène étudié. En s'intéressant au récit singulier du sujet, la méthode clinique permet de repérer et de définir des cas cliniques et de travailler à leur transférabilité. L'analyse des entretiens et la construction du cas clinique doivent permettre de mettre en évidence des éléments essentiels à la compréhension du fonctionnement de l'être humain d'aujourd'hui (situé dans le temps et dans l'espace) dans un processus de santé. La connaissance de ces éléments participe à la compréhen-

sion des problématiques de santé et du processus de soins ainsi qu'à l'évolution de la qualité des soins.

Le statut de l'hypothèse

L'hypothèse en tant qu'*a priori* théorique posé en amont n'est pas de mise en méthode clinique. Elle peut même être un frein à l'écoute du sujet. Le chercheur peut commencer à conduire les entretiens à partir d'une question théorisée. Lorsque la recherche s'appuie sur une hypothèse posée en amont, elle est une option théorique à la question ou aux questions que se pose le chercheur. Les récits des sujets confrontent l'hypothèse, ou la question théorisée, et permettent de développer la théorie de référence. Le but du chercheur n'est pas d'infirmer ou de confirmer une hypothèse ; et c'est peut-être la tentation qu'il peut avoir à partir de la formulation d'une hypothèse.

En cours de recherche, des « hypothèses » s'élaborent dans le travail d'écoute du sujet. Il s'agit d'hypothèses interprétatives des liens supposés dans le récit du sujet, le rapport entre son histoire de vie et le phénomène étudié. Elles doivent être soumises à validation par le sujet et le chercheur.

En fin de recherche, le chercheur peut proposer des hypothèses à partir de l'interprétation plus ou moins plurielle des données. Elles se construisent alors à partir de ce qui vient après la rencontre avec le ou les sujets, l'expérience du terrain et en fonction d'une théorie ou d'un corpus théorique de référence.

Les passages obligés de la méthode clinique

La réalisation d'une recherche en méthode clinique nécessite plusieurs points.

- **Définir une question de recherche** qui s'intéresse au processus de changement du sujet, aux traces qu'il veut bien livrer de lui-même, de son histoire, dans le travail d'écoute de soi rendu possible par et dans l'écoute que le chercheur lui offre. La question de recherche n'est pas centrée sur une relation de cause à effet.
  Prenons comme exemple le thème du secret des patients quant à leur séropositivité. Une question de départ telle que : « pouvoir

parler de sa séropositivité aux soignants permet-il au patient de mieux vivre son hospitalisation ? » relève d'une hypothèse de type cause/effet déguisée en question, voire d'un *a priori* du chercheur qui serait que le fait de parler de sa séropositivité permet au patient de mieux vivre son hospitalisation. Le risque, avec ce type de « fausse question », est d'être prisonnier du désir de vérification de cet *a priori* et par là même de s'éloigner d'une méthodologie clinique.
D. Gianola, étudiante en soins infirmiers, a choisi ce thème pour son mémoire de fin d'études. Elle s'intéresse, écrit-elle, « au sens que les personnes donnent lorsqu'ils parlent de leur séropositivité aux soignants » (2002, p. 27). Elle argumente le choix d'une méthode clinique en énonçant qu'elle souhaite « aller les rencontrer, écouter leur discours, car c'est dans leur langage discursif, lieu même de la subjectivité, que se trouve le *je*, au *je suis séropositif* » (op. cit., p. 27). La façon dont cet auteur approche le thème est pertinente quant à l'utilisation d'une méthode clinique.

- **Élaborer un cadre théorique**, en déclinant la ou les références théoriques en critères et en en dégageant des catégories ou des profils possibles de sujets. Continuons avec le même exemple. Le cadre interprétatif de D. Gianola s'est construit sur : une approche psychanalytique de « l'idéal du moi », la théorie de l'engagement qui s'inscrit dans le champ de la psychologie sociale et un éclairage philosophique du concept de volonté. L'auteur convoque en cours d'entretien des éléments théoriques sur les concepts de « confiance » et « d'utilité ». Le concept d'« utilité » est abordé d'un point de vue théorique à partir des écrits de E. Goffman (1973) qui énoncent qu'« une action se caractérise par plusieurs attributs parmi lesquels les chances et les conséquences. Les chances sont les résultats favorables possibles ou les probabilités théoriques qui vont de « certain » à « impossible ». Ce qu'un acteur détient et risque de perdre comme *mise* à ce qu'il joue est *l'enjeu*, ce qu'il peut gagner est le *prix*. Le rapport entre les deux constitue la *probabilité effective*. Quand un jeu nous fait perdre l'enjeu il s'agit d'un *risque*, alors que s'il nous permet de remporter le prix, c'est une *occasion* » (E. Goffman cité par D. Gianola, 2002, p. 34). Ces éléments sont considérés comme des critères de l'« utilité ». Ils permettent l'analyse des entretiens sur l'« utilité pour le patient de dire ou non sa séropositivité aux soignants ». Les critères permettent au chercheur de déterminer l'attendu ou les attendus théoriques et éventuellement des profils de sujets et/ou de fonctionnement. Ils constituent le cadre de l'écoute et de l'interprétation du récit des sujets.

❑ **Construire un dispositif de recherche**. Le dispositif de recherche privilégie la rencontre et l'écoute du sujet. Il est centré sur le choix et la planification des situations d'entretiens, ainsi que sur la mise en place des conditions favorables à la libre expression du sujet. La notion de temps y est importante. Il doit être suffisant pour que la personne s'autorise à se livrer au chercheur et à mettre à l'étude ce qu'elle raconte, ce qu'elle exprime sur son rapport à l'objet étudié. Le dispositif de recherche définit les facteurs suivants.
  - La population avec laquelle la recherche sera conduite. Dans l'exemple cité, il s'agit des patients.
  - Le nombre de rencontres des sujets et leur espacement. Ils dépendent de l'objet étudié. Prenons deux exemples.
    - Une recherche qui s'intéresse au processus d'observance/non-observance thérapeutique dans les maladies chroniques nécessite une période d'observation d'environ une année, et au minimum de six mois. En effet, le processus d'observance/non-observance se construit et se régule dans le temps. Les entretiens s'étaleront alors sur plusieurs mois. L'espacement des entretiens peut être d'un, deux ou trois mois.
    - Une recherche sur l'anxiété dans les salles d'attentes aux urgences se conduira sur une période moins étalée dans le temps, mais avec des entretiens plus rapprochés.
  - Les modalités d'accès au terrain. Il est nécessaire d'aller à la rencontre du terrain pour négocier les rencontres, choisir les sujets à écouter et le support de l'écoute : parole, expression du visage ou du corps, expression écrite, picturale, manuelle (création d'objet…). Le chercheur peut aussi choisir d'afficher qu'il reçoit des personnes intéressées pour s'exprimer sur un phénomène. Il attend que des sujets viennent le rencontrer sans les choisir en amont. La durée des entretiens et/ou des observations, et le lieu des rencontres sont prévus. Les rencontres sont programmées.
  - La question inaugurale de la situation d'entretien ; tester sa pertinence en menant quelques entretiens.

❑ Conduire des entretiens non directifs et/ou des observations narratives ; les enregistrer et/ou les filmer. Écoutez le sujet, facilitez le développement de son processus de pensée, de son processus de compréhension du phénomène à l'étude. Reformulez ce qu'il exprime afin de lui permettre lui-même de reformuler ce qu'il énonce ou explique.

- Décrypter les entretiens et transcrire les éléments de suivi entre chaque entretien. Éventuellement, les faire lire aux sujets concernés ou en parler avec eux. Revenir sur certains points dans l'entretien suivant.
- Travailler son implication. Pour ce faire, il est nécessaire de décrypter les premiers entretiens et de repérer ses tendances et sa capacité d'écoute. Il est possible et intéressant de rencontrer un superviseur non impliqué dans la recherche et de travailler avec lui les entretiens retranscrits.
- Clore la série de rencontres. En effet, il est important d'énoncer au sujet que les rencontres sont terminées, même si cela a été défini auparavant.
- De retour du terrain, il vous reste plusieurs taches à accomplir :
  - décryptez les rencontres dans leur intégralité : discours et/ou manifestations, expressions du sujet, silences, prises de parole ou interventions du chercheur ;
  - analysez les orientations prises par le sujet, les temps et types d'intervention du chercheur et la réponse en retour du sujet ;
  - confrontez les discours et/ou expressions utilisés aux critères et aux catégories attendues dans l'approche théorique choisie ;
  - éventuellement, convoquez d'autres théories pour avancer dans le travail d'explication/compréhension/interprétation ;
  - décrivez le prévisible en regard de la théorie et des critères ;
  - exposez le ou les cas cliniques, rencontré(s) à partir du récit d'un ou de plusieurs sujets, et confrontez le(s) à la théorie : énoncez leurs particularités et définissez les éléments qui diffèrent du prévu de la théorie et conduisent à son développement ou sa révision.
- Interpréter les résultats de la recherche et reproblématiser la question de départ. En clinique, écouter ne suffit pas, il s'agit aussi d'entendre le message que le sujet désire vous faire passer, c'est-à-dire de relier ce qui est dit au non-dit, dans un travail d'interprétation qui se construit avec le sujet. Le travail d'interprétation s'intéresse au langage, au récit, au sens particulier qui émerge de l'interaction entre le chercheur et le ou les sujets impliqués dans la recherche. Ce sens construit les cas cliniques. Chaque cas clinique est confronté à des modèles de pensées ou aux théories existantes en vue de les enrichir, de les dépasser et/ou d'en créer. Le cas clinique peut se dégager a partir du récit d'une ou de plusieurs personnes. Il est considéré comme cas clinique à partir du moment

où il est étrange, où il surprend les théories, les lois actuelles. Il est selon M. Vial (2001, p. 147) « mise en ordre de l'inattendu recueilli, des différences, de l'imprévu (...) », du récit du sujet.

- Pour certains, l'interprétation des données dans le champ de la recherche appartient uniquement au chercheur qui choisit un modèle de pensée, une théorie ou un corpus théorique pour donner du sens au récit du sujet ; pour d'autres, l'interprétation se co-construit dans l'interaction entre les deux individualités du sujet, ou du groupe de sujets, et du chercheur.
- Pour certains, le compte rendu de recherche offre uniquement la lecture du langage et des signes du sujet ; pour d'autres, il s'intéresse aussi aux signes et langage du chercheur dans l'interaction avec ceux du sujet ou du groupe de sujets. Il offre alors une lecture du langage et des signes du chercheur et des sujets, de l'évolution de chacun au cours du processus de recherche, de leurs perceptions mutuelles, du sens que chacun a pu y construire.

Conclusion

Dans la recherche en soins ou en santé, les recherches menées avec cette méthode produisent des savoirs sur le rapport du sujet au soin et à la santé. Elles participent à la compréhension de certains phénomènes de soins et/ou de santé liés à la singularité de l'humain. L'écoute clinique du sujet impliqué dans un processus de soins et de santé est riche d'informations sur le processus lui-même. Les données recueillies et accueillies peuvent contribuer au développement de la qualité des soins. Elles nous permettent d'identifier les éléments qui sont conformes aux attendus théoriques et surtout ceux qui sortent de ces attendus. Les cas cliniques interrogent les pratiques de systématisation et de standardisation, ainsi que les théories et les modèles conceptuels.

D Les méthodes de l'*ethnos*

Introduction

Les méthodes de l'*ethnos* peuvent être utilisées dans les recherches en soins et santé. Elles apportent un regard sur les soins, sur la santé ou encore sur la profession soignante à partir du fonctionnement d'un groupe social identifié. Le mot *ethnos* renvoie à la notion d'ethnie, d'appartenance à un groupe d'individus, de peuple, de tribu, qui existe à part entière, avec ses spécificités, sa réalité sociale, et de manière autonome. « C'est donc aussi le travail qui consiste à produire sans cesse des signes qui doivent communiquer cette appartenance. Ces signes sont autant de *marquages* qui veulent différencier ce groupe d'un autre. Le réel est donc ici considéré comme un construit : une réalité « commune » à des acteurs dans un groupe auto-marqué, à des membres d'une tribu, qui se différencient par des signes et des rites d'autres groupes » (M.Vial, 2001, p. 142). Pour définir les méthodes de *l'ethnos* et poser les bases d'une recherche en soins et santé suivant cette méthodologie, il nous faut différencier anthropologie, ethnologie, ethnographie et ethnométhodologie.

- **L'anthropologie** est l'étude scientifique de l'homme (*anthropos*). Elle s'intéresse à la compréhension de l'être humain dans sa globalité. Le terme anthropologie a désigné, pendant longtemps, l'anthropologie physique, c'est-à-dire l'étude des caractères biologiques de l'être humain. L'anthropologie se distingue alors de l'ethnologie qui est centrée sur l'observation des groupes sociaux, leur culture, leur histoire. Aujourd'hui, l'ambition de l'anthropologie est de réunir l'ensemble des disciplines qui s'intéresse à l'homme afin de développer une connaissance de l'être humain dans sa globalité. C. Lévi-Strauss (1958) est à l'origine de l'anthropologie structurale qui s'oppose à la sociologie causaliste et à la sociologie finaliste. La démarche anthropologique donne primauté au système sur les éléments ainsi qu'à la permanence des significations. L'élément à comprendre est donc toujours à resituer dans une totalité structurelle. Elle met en relation plusieurs domaines d'étude ethnologique pour identifier et valider scientifiquement des lois générales sur la vie sociale.
- **L'ethnologie** s'intéresse à l'étude des peuples, des ethnies et des groupes sociaux, se différenciant notamment selon des critères

culturels et linguistiques. Elle consiste, pour P. Erny, en un travail réflexif sur le matériel réuni par l'éthnographie, « en l'ordonnant, en le systématisant, en introduisant la comparaison, en tentant une synthèse et une présentation globale de l'*ethnos* ou de l'aire culturelle envisagés » (op. cit., 2002, p. 2).

Centrée sur la spécificité des groupes, son champ d'étude s'est considérablement élargi. L'ethnologie n'est plus réservée aux tribus lointaines. Elle s'ouvre à l'ensemble des groupes socialement identifiés comme par exemple un club de jeunes, un centre de vacances, un service hospitalier, une collectivité, une association de patients, etc. Par ailleurs, le caractère « lointain » de l'objet d'étude n'est plus un critère fondamental. L'ethnologue s'intéresse à des études de quartier, de groupes professionnels, de groupes sociaux à risque au niveau de leur santé, etc.

Le travail de distanciation se fait par le chercheur, dans l'analyse de son implication dans l'objet étudié, le groupe observé. Le fait que le chercheur puisse être un acteur dans le groupe étudié a toujours été discuté en termes d'intérêts et de limites pour la recherche. Pour différencier les postures du chercheur, on utilise les termes d'observateurs externes ou internes.

Le critère « d'approche des objets d'étude dans leur totalité » est toujours fort : « l'ethnologue doit se pencher sur l'ensemble des aspects d'une société, sans écarter *a priori* certains domaines de la vie sociale, ni certains types de phénomènes : il ne s'agit pas de préférer les événements publics aux événements privés, ni les actes sociaux d'importance aux menus gestes quotidiens, ni les manifestations rituelles à la vie matérielle. L'ensemble des observations doit s'intégrer pour donner sens à une totalité sociale » (Géraud et al., 1998, p. 27-28).

- **L'ethnographie** est aujourd'hui « la partie du travail qui consiste à collecter l'information par enquête directe et à simplement décrire la vie du groupe que l'on prend pour objet d'investigation » (P. Erny, 2002, p. 3). Elle relève de la rencontre avec le terrain du regard de l'observateur *in vivo*, c'est-à-dire qui se situe dans le groupe, qui est mêlé aux personnes du groupe observé, qui vit l'expérience de ce groupe. Elle relève de l'écriture de ce qui est observé. « La perception ethnographique n'est pas [...] de l'ordre de l'immédiateté de la vue, de la connaissance fulgurante de l'intuition, mais de la vision (et par conséquent de la connaissance) médiatisée, distanciée, différée, réévaluée, instrumentée (stylo, magnétophone, appareil photographique, caméra...) et, dans tous les cas, retravaillée dans l'écriture » (F. Laplantine, 2000, p. 15). Le chercheur en ethnographie décrit et classe les aspects d'un groupe social observé (habitudes, croyances, coutumes, outils, langages, production, etc.), sous une forme monographique, après avoir mené une observation directe.

❑ **L'ethnométhodologie** est définie par A. Coulon, comme « la recherche empirique des méthodes que les individus utilisent pour donner sens et en même temps accomplir leurs actions de tous les jours » (1987, p. 26). Pour H. Garfinkel, les faits sociaux ne sont pas des objets stables qui conduiraient à une réalité objective généralisable. Ils sont davantage en eux-mêmes une réalité « en tant qu'accomplissement continu des activités concertées de la vie quotidienne des membres, qui utilisent, en les considérant comme connus et allant de soi, des procédés ordinaires et ingénieux pour cet accomplissement » (H. Garfinkel 1967, cité par A. Coulon, 1987 p. 20).

C'est un autre regard sociologique qui s'oppose à la pensée déductive classique en sociologie, au déterminisme, à l'adaptation darwinienne de l'homme à son environnement, à sa conformisation à des faits prédictifs, inéluctables et généralisables. Elle se donne pour objet l'étude de petits groupes sociaux et est à la recherche de leur logique de fonctionnement. Elle travaille sur le sens commun ordinaire et met l'accent sur les éléments d'élaboration de l'identité d'un groupe social. L'information récoltée et resituée dans un contexte prend le pas sur une interprétation théorique du chercheur. L'ethnométhodologie s'intéresse aux marquages sociaux, et donc avant tout aux activités pratiques banales de tous les jours inscrites dans un environnement et au raisonnement des membres du groupe en activité. Décrivons quelques-uns des concepts qui sont utilisés et servent de référence en ethnométhodologie.

- L'*accountability* relève des représentations engendrant des allants de soi. L'*accountability* sociale évolue au cours de l'histoire d'un groupe. Partagée par les membres du groupe, elle est construite et construit les *accountabilities* individuelles. « Pour que les membres puissent décrire, interpréter, expliquer, raconter le monde social, il faut que celui-ci soit disponible d'une manière ou d'une autre, c'est-à-dire intelligible, descriptible, analysable, observable, racontable, bref *accountable* (L. Quéré, 1984, p. 100-137). Être membre d'un groupe, c'est donc apprendre les *accountabilities* de ce groupe. Pour le chercheur, ce « réel » auquel il s'intéresse doit pouvoir être raconté et donc racontable (*r-accountable*).

- L'indexicalité met l'accent sur le sens local. Pour P. Pharo, elle « ne s'attache pas seulement à ces termes que les linguistes nomment des déictiques (c'est-à-dire des indicateurs de personne, de temps et de lieu concernés dans l'interaction), mais d'une façon plus générale à toutes les expressions du langage ordinaire dont le sens, en tant qu'occurence de mots, de types, n'est jamais réductible purement et simplement à la signification "objective" des mots de l'expression » (cité par A. Coulon, 1987, p. 31). Le sens des mots n'est pas le même pour tous les groupes sociaux et il change chaque fois que le contexte évolue. L'indexicalité est liée « aux déterminations attachées à un mot (linguistique). La vie sociale est, dans le langage, le sens est donné par le contexte de la situation, il renvoie pour être compris à la personne (biographie) et à l'imaginaire » (M. Vial, 2001, p. 135). Elle est donc interminable.
- La qualité de membre d'un groupe. Pour H. Garfinkel et H. Sacks, « la notion de membre est le fond du problème. Nous n'utilisons pas le terme en référence à une personne. Cela se rapporte plutôt à la maîtrise du langage commun, que nous entendons de la manière suivante. Nous avançons que les gens, à cause du fait qu'ils parlent un langage naturel, sont en quelque sorte engagés dans la production et la présentation objectives du savoir de sens commun de leurs affaires quotidiennes en tant que phénomènes observables et racontables » (1970, p. 342).
- La réflexivité désigne « les pratiques qui à la fois décrivent et constituent un cadre social » (A. Coulon, 1996, p. 37). Elle relève de la mise en lien par les membres du groupe d'une expression indexicale et du contexte, de la situation. « Dans le cours de nos activités ordinaires, nous ne prêtons pas attention au fait qu'en parlant, nous construisons en même temps, au fur et à mesure de nos énoncés, le sens, l'ordre, la rationalité de ce que nous sommes en train de faire à ce moment-là » (op. cit., p. 37). Elle est donc pour M. Vial « construction de la rationalité, acquiescement aux règles en même temps qu'on les utilise, aux allants de soi, au code implicite, constamment appliqué mais non formalisé » (2001, p. 136).

Nous partageons avec A. Coulon l'idée que l'ethnométhodologie n'est pas une méthode de recherche à part entière. Elle relève d'une posture particulière du chercheur. Nous utiliserons la notion de méthodes de l'*ethnos* pour la recherche en soins et santé pour caractériser les recherches qui utilisent et se réfèrent à l'ethnologie, l'ethnographie, l'ethnométhodologie, et pour produire des connaissances sur le sentiment d'appartenance à un groupe et ses marquages sociaux. La finalité de la recherche peut s'arrêter là, ou étendre les connaissances qu'elle produit à l'être humain en général avec la démarche anthropologique.

Les principes des méthodes de l'ethnos

Ce qui caractérise les recherches qui utilisent une méthode de l'*ethnos* est l'intérêt qu'elle porte à l'étude d'un groupe socialement identifié, à ses habitudes, sa dimension culturelle et ses règles de fonctionnement par rapport à la problématique étudiée.

- Le chercheur travaille à la compréhension de groupes sociaux à partir de leurs pratiques, de leurs habitus (c'est-à-dire la manière d'être), de leur langue ordinaire et de leurs points de vues sur ce qu'ils sont, ce qu'ils font, comment ils se décrivent eux-mêmes, comment ils décrivent leurs fonctionnements, leurs actions quotidiennes, leurs situations, et le sens qu'ils y attribuent. Cette pratique participe de la réflexivité : en se décrivant, se racontant, parlant d'eux-mêmes, les membres du groupe construisent en même temps leur réalité, leur cadre. Le chercheur est davantage intéressé par le travail de reconstruction d'une réalité par un groupe, une communauté de sujets, que le récit de vie en lui-même. La personne n'intéresse le chercheur qu'en tant qu'acteur dans le groupe, en tant que membre du groupe.

- L'expérience *in vivo*. Un des principes fort de cette méthode tient au fait que le chercheur estime que la connaissance d'un être humain passe par le partage de son existence et la communication avec lui. « L'ethnographe est celui qui doit être capable de vivre en lui la tendance principale de la culture qu'il étudie » (F. Laplantine, 2000, p. 20). Il s'immisce dans le groupe. Il s'agit donc pour le chercheur de participer à la vie sociale du groupe qu'il étudie et de provoquer des explications de la part des membres du groupe sur ce qu'ils font. Il vit une acculturation temporelle ; c'est-à-dire qu'il doit pouvoir laisser sa culture de côté pour entrer dans la culture du groupe étudié. Cependant, il ne vit pas obligatoirement 24 heures par jour avec le groupe. Tout dépend du personnage qu'il joue dans le groupe. Ce qui pose la question du masque du chercheur.

- Le masque. Le plus souvent, le chercheur révèle son identité professionnelle. Néanmoins, il arrive parfois qu'il la cache, ou ne la nomme point. La présence du chercheur dans le groupe, quelle que soit l'identité énoncée, produit un effet sur la situation. Cet effet est différent suivant le personnage que le chercheur choisit de jouer dans le groupe. Cependant, il y aura toujours un effet lié à la présence d'un nouveau membre du groupe et à sa personnalité.

  De la même manière, le chercheur est influencé par ce qu'il vit avec le groupe. Il est donc impossible d'affirmer que ce qui se produit en présence du chercheur se produirait hors de sa présence. C'est donc au chercheur de définir le personnage qu'il va jouer dans le groupe en fonction de l'objet de la recherche.

  Lors de l'étude réalisée sur les urgences à l'hôpital, J. Peneff (1992) prend un emploi de brancardier. Il est totalement immergé dans le groupe du personnel de l'hôpital. Les données recueillies – autant celles qui sont livrées par le groupe que celles relevant de son ressenti, de son vécu – ne sont pas les mêmes que s'il avait rencontré les personnes épisodiquement, sans réellement vivre avec elles, en prenant le personnage de chercheur ou en prenant le masque d'éducateur ou d'assistant social.

  En nous appuyant sur les trois types de Membership (périphérique, actif, complet) décrit par Patricia et Peter Adler (1987), nous posons trois façons de faire partie du groupe, d'être intégré dans celui-ci.

  - **L'intégration périphérique**. Le chercheur a un rôle périphérique. Il participe à certaines activités. Il ne vit pas forcément toute la journée avec les membres du groupe. Il entre et sort du groupe à sa convenance, en fonction des impératifs du dispositif de recherche. Il énonce son statut de chercheur. Il définit des plages horaires d'observation et peut laisser des ouvertures à la demande des membres du groupe.
  - **L'intégration active**. Le chercheur joue un rôle à l'intérieur du groupe et acquiert un statut de membre du groupe. Il choisit, en fonction de l'objet de la recherche, un personnage qui a un rôle périphérique, comme par exemple le facteur, l'éducateur de quartier, l'assistante sociale...
  - **L'intégration complète**. Le chercheur est membre du groupe à part entière. L'immersion est totale :
    - soit par « opportunité », c'est-à-dire qu'il est déjà dans le groupe ou l'institution sous un autre statut (par exemple, il est éducateur de rue ou stagiaire...). On utilise alors le terme d'observa-

teur interne. Il participe à l'ensemble des activités du groupe eu égard à son statut d'acteur ;

– soit par « conversion » temporaire. C'est le cas de la recherche de J. Peneff (1992) sur les urgences à l'hôpital.

Le choix du degré d'intégration est à définir par le chercheur, en fonction de l'objet de la recherche et de son rapport à cet objet. Le fait d'énoncer ou non son identité de chercheur est souvent objet de débat, et renvoie au positionnement éthique de la recherche.

❑ Le questionnement éthique interroge différents points.

- Le niveau d'annonce fait par le chercheur à l'arrivée dans le groupe : quelle identité a-t-il déclinée ? Qu'a-t-il dit de ses intentions de recherche (nature de l'objet, procédures…) ?
- Le compte rendu. La description ethnographique n'est pas forcément dans le tout raconter, mais dans la pertinence de ce qui est livré de la vie du groupe, en termes d'utilité pour la connaissance de ce groupe et des êtres humains en général.

❑ Le rapport implication/distanciation. « Ce que vit le chercheur, dans sa relation à ses interlocuteurs (ce qu'il refoule ou ce qu'il sublime, ce qu'il déteste ou ce qu'il chérit), fait partie intégrante de la recherche » (F. Laplantine, 2000, p. 23). Comme en méthode clinique, l'implication du chercheur est objet de connaissance. Le travail à son implication diffère suivant son degré d'immersion dans le groupe. Il diffère aussi en fonction de la posture d'observateur interne ou externe tenue par le chercheur.

Lorsque l'observateur est interne, il est membre du groupe, il connaît la culture du groupe, il est directement impliqué. Le travail à son implication est nécessaire pour laisser la place aux autres membres du groupe. Il doit se distancier de son histoire d'acteur et de sa posture habituelle pour rentrer dans celle de chercheur.

L'observateur externe fait le travail inverse. Il se démet d'une posture de chercheur pour prendre, sur un espace temps plus ou moins long, celui d'acteur, de membre du groupe étudié.

❑ L'approche est « qualitative ». Ce qui intéresse le chercheur, c'est de comprendre la vie de tous les jours de ce groupe. Comme en méthode clinique, ce n'est pas le nombre de sujets qui est important, mais leur qualité en tant que membre d'un groupe. La variété des personnes rencontrées est plus importante que la quantité. On peut utiliser le terme d'échantillon significatif, ou signifiant par rapport au groupe d'appartenance.

- Le compte rendu donne **la priorité au témoignage** de l'observateur par rapport à ce qu'il a vu et entendu et par rapport aux coutumes et aux écrits du groupe. Il y a un travail d'interprétation par le chercheur, mais en tant que traduction de son témoignage à travers ce qu'il est, ce qu'il a perçu et ressenti. Les mots utilisés par le groupe gardent leur puissance de langage contextuel ; ceux utilisés par le chercheur sont la traduction de sa perception et de sa compréhension des choses pendant l'observation. De retour du terrain, le chercheur utilise une approche théorique pour proposer une ou plusieurs interprétations des phénomènes observés.
- Les résultats ne sont pas, et ne prétendent pas être généralisables. Ils sont contextuels. Ils peuvent être transférables à d'autres groupes ayant des caractéristiques similaires. Transférable signifie qu'on ne peut pas les calquer et les prédire tels quels dans d'autres groupes sociaux, mais qu'il y aura transformation, eu égard à la spécificité, aux particularités de chacun des groupes.

Le statut de « l'hypothèse »

Dans une telle démarche, le chercheur n'a pas d'hypothèse de départ, si ce n'est l'hypothèse qu'il y a quelque chose d'intéressant à observer, une question qui l'intéresse quant à la compréhension d'un phénomène, d'une situation, d'un groupe de sujets, de faits sociaux. Le chercheur peut être confronté à deux situations différentes : la situation de découverte d'un groupe, ou celle de l'étude d'un groupe qui a déjà été observé.

- La découverte d'une tribu est un phénomène plus rare aujourd'hui qu'aux débuts de l'ethnologie. Cependant, il peut effectivement arriver qu'aucun écrit n'existe sur un groupe, soit qu'il s'agisse d'un groupe social récent, (cela a été le cas avec la découverte du SIDA ; au moins deux nouveaux groupes sociaux se sont constitués : celui des malades atteints du SIDA et celui des porteurs sains du VIH), soit que le groupe n'ait pas été l'objet d'une étude publiée.

  « L'idéal, en ce cas, est de se défaire autant que possible de toute hypothèse *a priori*, de tout projet préconçu, de manière à laisser venir à soi les données significatives en interférant le moins possible avec elles. Au moins dans un premier temps, il convient de rester ouvert à toute éventualité, à toute rencontre, à toute parole, et de tout noter sans encore faire de tri. Ce n'est que progressivement, à mesure que la vision que l'on a de son champ d'étude va se structurer, que l'on arrivera à discerner où se situent les points centraux, les foyers autour desquels la culture étudiée s'organise et que, dans une stratégie qui petit à petit s'esquisse, il y a intérêt à privilégier » (P. Erny, 2002, p. 9).

Le chercheur entre dans le groupe avec un thème qui l'intéresse (par exemple : le vécu au quotidien d'un problème de santé, l'observance thérapeutique, les pratiques de prévention…), mais l'objet de la recherche se construit au cours de l'observation.

- La seconde situation est celle de l'observation d'un groupe qui a déjà été étudié sur un thème ou un objet plus ou moins identique. « En fonction de la documentation dont il dispose au préalable, il peut déjà se faire une idée de ce qui mérite plus particulièrement d'attirer son attention, quelles sont les plages encore inexplorées et où se situent les points nodaux. » (op. cit., p. 9-10). La connaissance des écrits lui permet de préciser la problématique de recherche. Il peut donc entrer dans le groupe avec un objet de recherche plus ou moins précis, voire, pour certains, seulement une hypothèse. Plus l'objet sera précis, plus il prend le risque de cerner son observation sur cet objet et par là même de porter son regard uniquement sur celui-ci au détriment d'éléments intéressants à la connaissance du groupe. Il perd son statut de naïf. Il aura alors à se distancier des éléments de connaissance donnés par d'autres pour s'ouvrir à l'inattendu.

Les outils d'accueil et de recueil des données

L'observation participante

Ce chapitre renvoie à celui sur l'observation. La notion d'observation est large : elle désigne à la fois ce qui passe par le regard de l'observateur, mais aussi ce qu'il entend et perçoit comme données par l'ensemble de ses sens : l'odorat, le goût, l'impression générale, etc.). L'observation du chercheur nécessite sa présence sur le terrain, qu'il participe directement ou non aux activités. Toute observation est donc toujours plus ou moins participante, car la présence de l'observateur crée un phénomène et une interaction avec et entre les personnes présentes dans une situation. On distingue cependant observation participante et observation neutre.

Alors qu'en observation neutre, le chercheur se positionne en tant que spectateur de la situation observée, en observation participante, il est acteur dans le groupe. C'est à B. Malinowski que l'on doit ce concept. Son œuvre est considérable. Son livre *les Argonautes du Pacifique occidental* (1993) est une référence dans la littérature ethnologique. Pour lui, on ne peut comprendre une société, un groupe, qu'en partageant son existence au quotidien. Le chercheur tente de s'intégrer de façon périphérique, active ou complète, comme nous l'avons vu précédemment. Il participe plus ou moins aux activités du groupe observé. Il ne cherche pas à faire rentrer le sujet ou le groupe observé dans une grille préétablie, une réalité qu'il n'a pas construite. Il accueille les données comme elles viennent. Il est dans le groupe observé, observateur et observé en même temps. Il se mêle au groupe et adopte ses habitudes de vie, son langage. Il s'imprègne progressivement de sa culture.

La durée de l'observation et la participation du chercheur dans le groupe permettent aux personnes observées de s'habituer à sa présence et de reprendre progressivement leur fonctionnement habituel. La situation devient alors de plus en plus naturelle. Le degré de participation de l'observateur peut varier, et faire évoluer en même temps son implication dans le groupe. Le processus d'altérité en tant que « caractère de ce qui est autre », différent de moi, est un des critères fort de ce type d'observation.

L'observation participante désigne le temps et l'ensemble du travail du chercheur dans le terrain. L'observation est d'abord globale et narrative. Elle décrit tout ce qui se passe de manière chronologique. Puis elle se focalise, en cours de recherche, sur certains phénomènes. Elle prend la forme d'une observation attributive par la construction de catégories d'observables. Le chercheur recueille lui-même les observations en prenant des notes, en tenant un journal de recherche, en écoutant ce qui se passe, en étudiant des documents. Il peut également se servir d'outils d'enregistrement audio ou vidéo.

Différentes phases d'observation sont à prendre en compte : l'arrivée du chercheur et son entrée, son installation dans le terrain, le quotidien, les moments de crise et enfin son départ.

La phase d'entrée du chercheur dans le terrain décrit la négociation avec les autres membres et les interactions avec les personnes que cela suscite. Elle peut être plus ou moins longue, en fonction du temps nécessaire au groupe pour accepter le chercheur, de la personnalité du chercheur, et du type d'intégration qu'il a choisi, ainsi que de l'identité annoncée. Elle reflète toute entrée d'un nouveau dans un groupe.

La phase du quotidien démarre après un minimum d'intégration, après la situation exceptionnelle du premier contact. Le chercheur est plus ou moins accepté en tant que membre du groupe et une certaine routine de fonctionnement s'installe. « La vie sociale dont il est question est hybride et ambiguë, puisqu'elle est à la fois celle qu'observe l'ethnologue (et que sa présence peut modifier ou influencer de manière même imperceptible), celle que suscite l'ethnologue pour conduire son enquête... ou faire son marché, et celle qui existerait indépendamment de lui et qu'il ne connaît qu'indirectement par ouï-dire, par entretiens, par confidences, là encore plus ou moins spontanés ou dirigés » (J. Copans, 1999, p. 64).

Les crises caractérisent les moments où la routine est interrompue, « l'ethnologue n'ayant pas prévu ou « vu » ce qu'il est en train de faire. La situation devient plus grave lorsque ses comportements finissent par incommoder et que ses propres réactions excluent toute négociation : sa présence peut se trouver remise en cause » (J. Copans, 1999, p. 41).

Le départ décrit la sortie du chercheur, mais aussi la présentation de l'état de la recherche ou la transmission des données aux membres du groupe lorsqu'elle n'a pas été faite au fur et à mesure, en fonction de la posture du chercheur dans le groupe. Le fait de livrer tout ou partie des données et de l'interprétation produit des réactions. Les membres du groupe donnent leurs points de vues sur le travail de collecte de données et l'interprétation proposée, l'intégration du chercheur, la recherche elle-même. Certains peuvent conforter ou s'opposer aux idées du chercheur.

Suivant sa posture, le masque qu'il a choisi, le chercheur peut prendre des notes au fur et à mesure de son observation ou attendre des moments propices à l'écart du groupe. « L'observation est à la fois comportement social et mémorisation technique ou analytique. Si le comportement est indissociable de la phase proprement dite d'observation, le recours à la mémorisation devient, lui, une observation décalée, *a posteriori*. La fiabilité du résultat dépend autant de ce qui est vu que de ce qui est retenu » (J. Copans, 1993, p. 83). C'est pour cela que certains chercheurs pratique l'enregistrement audio ou visuel. Le travail sur l'image avec les membres du groupe peut aussi être intéressant dans un retour réflexif.

L'entretien ethnographique

La conversation courante avec les membres du groupe – dans la rencontre au quotidien entre chercheur et autres membres du groupe, et lors de sa participation aux activités – ne fait pas partie de l'entretien ethnographique. Elle relève de l'observation participante. « L'ethnologue est là et vacant à ses affaires, cause avec qui bon lui semble, se fait interpeller et interpelle à son tour (enquêtant et interrogeant l'air de rien) » (J. Copans, 1999, p. 66). L'entretien ethnographique nécessite que la situation soit provoquée par le chercheur en fonction d'un objectif de recherche, tout en évitant de leur « donner la sensation d'être enquêtés » (M. Vial, 2001, p. 153). L'entretien ethnographique est plutôt semi-directif, même s'il est parfois directif ou non directif. Toutes les formes d'entretiens sont possibles. L'entretien de récit est fréquemment utilisé. Il est centré sur le récit de vie, l'histoire des expériences de vie significatives pour le sujet lui-même. L'entretien peut être individuel ou de groupe. Dans l'entretien de groupe, les sujets peuvent discuter entre eux, afficher leurs points de désaccord. Tout dépend de la dynamique de groupe, qui peut parfois freiner l'expression de certains.

L'étude de documents

L'ethnologue collecte aussi les données à partir des documents officiels, ou personnels, de certains membres du groupe. Les documents officiels (les registres, les archives, les journaux de presse écrits ou télévisés, la législation) donnent de l'information sur l'organisation du groupe, sa structure, son histoire, sa composition, sa hiérarchisation, les lois et les règles qui le régissent. Une des difficultés que peut rencontrer le chercheur est l'accès aux documents. Suivant sa condition, il lui est plus ou moins difficile de se les procurer. Il peut également faire appel à des personnes relais.

Les documents personnels (journaux intimes ou cahiers d'écriture auto-biographiques) tenus par certains membres du groupe sont intéressants. Ces documents peuvent être antérieurs à la présence du chercheur, réalisés spontanément par les membres du groupe pendant la durée de l'observation, ou rédigés suite à la demande du chercheur. Bien évidemment, les données diffèrent, suivant que le document aura été tenu à l'initiative du chercheur ou à celle du sujet. Demander à des membres d'un groupe de tenir un cahier est un bon moyen pour recueillir ce qu'ils vivent au quotidien, dans une situation que l'on ne peut pas partager avec eux. Cette technique de recueil de données est pertinente dans l'étude du rapport des patients à certaines maladies, ou encore par exemple dans celle du vécu en chambre d'isolement. L'ethnologue, pour autant qu'il s'imprègne de la culture d'un groupe de patients, peut difficilement partager son quotidien 24 heures par jour. La tenue d'un cahier sur ce que les personnes vivent, ressentent à différents moments de la journée peut leur permettre d'exprimer sur le vif du vécu leur ressenti ; et par là même, du fait de l'écriture, d'y revenir, d'y réfléchir et de travailler sur ces moments et sur les émotions ressenties.

Le questionnaire

Il est plus rarement utilisé. Il se construit en cours de recherche. Il permet de quantifier les positionnements sur un phénomène particulier.

*Les passages obligés des méthodes de l'*ethnos

❑ Définir une question de recherche qui s'intéresse à la compréhension d'un phénomène dans un groupe socialement identifié. La question de recherche peut être large ou centrée, en fonction de la publication ou non d'observations antérieures sur le phénomène dans d'autres groupes et/ou sur le même groupe lors d'étude plus ou moins en lien avec le thème qui vous intéresse. La revue de la littérature sur le thème de la recherche et/ou sur le groupe étudié participe à l'élaboration de la problématique de recherche.

❑ Construire un dispositif de recherche. Le dispositif de recherche décrit les moyens que le chercheur se donne pour tenter de comprendre un groupe social identifié, et leur rapport et fonctionnement dans le phénomène étudié. Il pose un cadre à la recherche, tout en laissant suffisamment de souplesse pour l'écoute de l'imprévisible, de l'inattendu, pour la découverte des habitus, des règles de fonctionnement, des pratiques spécifiques au groupe. Cela revient à entamer diverses actions.

- Définir le terrain de la recherche. Quel(s) site(s) ? Quelle(s) caractéristique(s) ?
- Vous préparer à la rencontre du ou des groupes. Il s'agit notamment de :
  – choisir un mode d'entrée dans le groupe : quel personnage allez vous tenir dans le groupe ? Quel type d'intégration ? Le mode

d'entrée peut être pour partie lié à l'implication de fait du chercheur dans le groupe (observateur externe ou interne) ;
  - se préparer à la rencontre, c'est-à-dire aussi travailler son implication au thème de la recherche, sa représentation du groupe dans lequel la recherche sera menée et de l'objet étudié. « Le chercheur a toujours à se questionner sur son rapport aux idées qu'il travaille et aux gens avec qui il travaille » (M. Vial, 1999, p. 105). Si vous souhaitez étudier « la gestion du risque par rapport aux maladies sexuellement transmissibles » d'un groupe de personnes qui se prostituent, vous préparer à la rencontre relève entre autre du travail sur vos représentations de la prostitution et de la notion de « gestion du risque » en santé.
- Négocier avec les institutions qui peuvent permettre l'accès au groupe. Faire les demandes officielles auprès des instances administratives, etc. Par exemple : si vous souhaitez réaliser l'étude d'un groupe de prisonniers, en ce qui concerne les pratiques de gestion du stress ou le vécu de l'enfermement et son retentissement sur l'état de santé, il vous faudra obtenir l'autorisation de l'administration pénitentiaire. Vous pourrez alors choisir de tenir la posture de chercheur ou celle d'infirmier et devrez négocier cette posture ainsi que les procédures d'enquête.
- Établir la durée de l'observation et la planifier.
- Définir les plages horaires d'accueil de données.
- Préparer le journal de recherche.

❑ Entrer dans le terrain.
- Négocier la qualité de nouveau membre du groupe. Être accueilli et aller à la rencontre du groupe.
- Établir la confiance, se faire accepter par les membres du groupe, s'installer.
- Se mêler à eux pour baigner dans leur quotidien.
- Afficher votre volonté de les comprendre, de comprendre le fonctionnement de leur groupe.
- Commencer à accueillir les données : leur réactions…

❑ Vivre le quotidien du groupe.
- Se familiariser avec leur langage, leurs habitudes, leurs façons de faire et d'être.
- Se mêler à ce qui se passe.
- Participer réellement aux activités du groupe.
- Accueillir les données comme elles viennent.

- Inciter les personnes à décrire les situations et à analyser ce qu'elles vivent au quotidien.
- Recueillir leurs expériences et le sens qu'elles y attribuent.
- S'intéresser aux marquages dans le groupe : ce qui les caractérise et ce qui les différencie des autres.

❏ Prendre des notes le plus tôt possible : indiquer ses actions et ses observations.

- Préciser chaque fois la date, l'heure, le lieu et la durée de l'observation.
- Indiquer les circonstances du déroulement de l'action, le nombre et la qualité (la fonction) des personnes présentes.
- Noter les éléments du contexte : temps, température, bruits…
- Inscrire vos remarques, ressentis…

❏ Revoir ses notes régulièrement.

- Construire des catégories ou effectuer des regroupements thématiques ou des classements.
- Faire des retours aux personnes du groupe, sur ce que l'on pense avoir compris. Tester la fiabilité de son interprétation.
- Centrer au fur et à mesure l'objet de la recherche.

❏ Adapter la stratégie de collecte des données aux événements, et à l'évolution des objectifs de la recherche.

- Catégoriser l'observation, tout en maintenant une observation globale. Utiliser les catégories énoncées par le groupe.
- Focaliser l'observation sur certaines situations, habitudes, rites etc. ; ou sur certains sous-groupes.
- Conduire des entretiens individuels ou de groupe et les décrypter.
- Éventuellement faire passer un questionnaire ; demander à certains membres du groupe de tenir un cahier ou un journal sur leur vécu du phénomène étudié.

❏ Travailler son rapport implication/distanciation.
S'immerger dans le groupe, tout en continuant de penser que l'on est un étranger et que la perception des événements que l'on a est pour partie liée à sa culture. Même en situation d'acculturation, le chercheur ne peut pas se démettre totalement, extraire sa propre culture de lui-même. Il doit faire avec elle, et interroger ses observations, ses perceptions, ses interprétations.

❏ Écrire son journal de recherche en organisant les données recueillies, mais aussi en décrivant ce qui relève de son évolution personnelle, de ses doutes, de sa compréhension des événements, des explications données (M. Vial, 2001).

- Sortir du terrain et collecter les dernières informations.
- Proposer une interprétation des données et rédiger le compte rendu de recherche.
- La rédaction du compte rendu de recherche est un moment important. Le choix des informations qui seront données à voir – à l'intérieur et à l'extérieur du groupe, à une communauté professionnelle, publique et scientifique – doit se faire en fonction de l'utilité attribuée pour chacune des communautés. Différencier la description de l'enquête (votre témoignage) et l'interprétation. On peut distinguer différentes phases.
  - La phase de description témoigne aux autres communautés de votre observation, de ses étapes et du déroulement de l'enquête. Elle s'attache à donner à voir les données de l'enquête telles qu'elles ont été recueillies au fil du temps par le chercheur, à témoigner de la réalité de ce groupe tel que ses membres la perçoivent eux-mêmes, la décrivent. Ce qui importe alors, n'est pas le « vrai » sens des mots, des choses, mais le ou les sens attribué(s) par les membres du groupe, leur langage ordinaire, les habitudes et le fonctionnement d'un groupe. Ce qui est travaillé ne sera pas l'écart entre ce langage-là et l'étymologie, les lois de la grammaire... mais le sens que les membres du groupe y attribuent, les consensus et les points de divergence de signification dans le groupe.

    Il s'agit d'une écriture de la différence qui ne doit pas relever de l'illusion du calque, car cette écriture est faite par un autre (le chercheur) et s'est construite sur sa collecte des données. L'écriture ethnographique « vient toujours après le regard du chercheur et la parole de ses interlocuteurs. C'est un discours qui mémorialise ce regard et cette parole, en conserve la trace, en garde la mémoire. C'est d'autre part une écriture provoquée par ce que Lévi-Strauss a appelé un "regard éloigné" par rapport à celui que pourrait porter un individu appartenant à la culture dont il est originaire » (F. Laplantine, 2000, p. 39). Le chercheur établit des relations entre les phénomènes observés. Il « ne s'agit nullement – tout voir serait une impossibilité et tout dire une absurdité – de dresser un inventaire, mais bien plutôt, à partir de faits concrets (« le concret » qui est « le complet » comme le dit Mauss), d'**établir des relations**. Comprendre l'intelligibilité d'un phénomène, c'est à la fois le relier à la totalité sociale dans laquelle il s'inscrit et étudier les multiples dimensions qui sont les siennes » (op. cit., p. 49).

- La phase interprétative s'appuie sur des références théoriques. Le chercheur, après avoir récolté des faits, des anecdotes, travaille à la découverte de sens, plus ou moins pluriels, tissés dans les liens possibles entre les données accueillies et recueillies, et un ou plusieurs champs théoriques. Elle peut donner lieu à la formulation d'une ou plusieurs hypothèses interprétatives. Les données peuvent être comparées à celles d'autres groupes, ce qui permet d'identifier les spécificités du groupe et les points communs, de proposer des regroupements interprétatifs possibles. Elle produit une connaissance compréhensive du groupe social étudié et peut permettre d'initier la compréhension d'autres groupes similaires. Il s'agit alors de « poser le problème de la transférabilité des résultats pour en sortir des principes qui pourraient permettre d'utiliser ces résultats ailleurs, en tenant compte d'un nouveau contexte » (M.Vial, 2001, p. 157). Dans une démarche anthropologique, le travail d'interprétation est ramené à la compréhension de l'être humain en général.

Les données sont toujours discutées au regard de la posture du chercheur au cours de la recherche, de son intégration dans le groupe, du travail à son implication, de l'ensemble des événements survenus, des moments de surprise, du vécu du chercheur. L'ensemble du dispositif de recherche est questionné. Le chercheur développe une réflexion critique sur la recherche et la validité des résultats.

Conclusion

La recherche en soins ou en santé menée avec les méthodes de l'*ethnos* nous informe de la réalité de vie de certains groupes sociaux, de leurs habitus, des marquages sociaux qui se construisent et évoluent en fonction des problèmes de santé qu'ils rencontrent.

L'anthropologie médicale s'est développée. Elle s'intéresse autant à l'épidémiologie, en cherchant à établir des corrélations entre environnement social et maladies endémiques ou épidémiques, qu'à l'étude des soins en institutions ou de certaines problématiques de santé. Citons celle dirigée par R. Ingold (1998) sur la consommation de l'ecstasy : la méthodologie s'appuie sur l'observation participante de groupes fréquentant les rave-parties ou certains clubs, dans deux sites principaux : Paris et Lille. Elle a permis au chercheur de décrire : les modes de consommation les plus habituels de ce produit, ainsi que les consommations qui y sont associées ; le mode de vie des consommateurs et les réseaux qu'ils utilisent pour se fournir ; les conséquences médico-légales de la consommation et des drogues associées.

La recherche en *ethnos* sur des problématiques de soins et de santé s'intéresse au rapport qu'un groupe social entretient avec la maladie, la souffrance, la santé, la thérapeutique. Elle étudie un phénomène dans ce qu'il produit comme organisation, culture, habitudes de fonctionnement, règles et pratiques de vie d'un groupe, construction de savoirs et croyances liées à la maladie, la santé, la mort, la vie et le phénomène lui-même.

Les limites de la recherche en soins ou en santé utilisant les méthodes de l'*ethnos* sont les mêmes que celles qui ont traversé l'histoire de l'anthropologie, à savoir certains classements typologiques, sans utilité de soins et qui peuvent conduire à de la ségrégation.

Si votre recherche prétend s'intéresser à la compréhension de groupes sociaux ayant des problèmes de santé, ou à l'éducation à la santé, ou encore si vous vous intéressez à l'étude des marquages professionnels, vous pouvez utiliser une méthode de l'*ethnos*. Il ne s'agira pas, pour vous, de trouver une solution aux problèmes de santé d'un groupe social, d'apporter des réponses, de prescrire ce qu'il doit faire eu égard à votre conception – ou à la conception dominante – des choses, mais plutôt de tenter de comprendre comment fonctionne ce groupe. Ce qui le caractérise. Quelles règles de vie il a établies, eu égard au problème de santé que ses membres rencontrent, leurs cultures, leurs croyances. Quel mode d'adaptation construisent-ils pour vivre avec leur pathologie, leur handicap ? Quel sens a pour eux la santé, la vie, la maladie, la mort ? La finalité relève de la qualité des soins envers ce groupe et d'autres pour lesquels l'étude est transférable. Il ne peut y avoir de soins de qualité sans compréhension : le sens construit par un groupe social identifié sur ce qu'il lui arrive en termes de changement, son rapport à la santé en général, à la maladie, à la vie, à la mort, et à ses habitudes de vie par rapport à une problématique de santé.

E La méthode historique

Introduction

S'il est difficile de décrire une méthode historique (preuve en est le peu d'ouvrages sur le sujet), c'est certainement en partie lié au fait que l'histoire nous renvoie à notre conception du temps, notre rapport au temps, et à notre philosophie des choses et de la vie. Le métier d'historien oscille entre la reconnaissance d'un certain artisanat et le souhait d'une approche scientifique, d'une reconnaissance en tant que science. Pour mieux comprendre les éléments qui peuvent régir une méthode de recherche en histoire, nous allons identifier les principales tendances qui ont participé à ce que peut être la construction de faits historiques aujourd'hui.

L'histoire a intéressé l'homme de tous temps. Le plus ancien ouvrage d'histoire nous vient d'Hérodote (vers 484–420). Son titre, *Histories apodeixis*, indique qu'il va exposer son enquête et son approche, laquelle est autant historique que géographique. Hérodote entreprit de nombreux voyages en Égypte, Perse, Grèce… et raconta l'histoire des guerres médiques. Il souhaitait faire en sorte que ce qu'ont fait les hommes ne s'efface pas de la mémoire avec le temps. Il s'intéressait à tout, racontait les mœurs et les coutumes des êtres humains. On peut repérer chez lui une tendance ethnographique. S'il est convenu d'attribuer à Hérodote la paternité de l'histoire, nous allons nous centrer sur plusieurs courants de pensée qui ont participé à l'élaboration, au début du siècle, d'une méthode en histoire.

- **L'histoire méthodique** domine dans les années 1880 à 1940. Elle s'inscrit dans le paradigme positiviste qui règne à l'époque. C'est ce qui l'a fait nommer aussi histoire positiviste. Elle travaille à la compréhension précise de l'histoire. Le chercheur doit être le plus exact possible, le plus près des traces. Il décrit une succession de faits. Éminemment heuristique, sa source première est la recherche et l'étude de documents. Dans un souci de perfection méthodique, elle rompt avec le récit. Elle introduit la philologie (« étude des textes ») et considère comme essentiel l'influence de la nation, de l'État. Elle « se fonde avant tout sur des documents rigoureusement étudiés et sur la chronologie » (A. Nouschi, 1993, p. 87). Pour C. Jullian (1859-1933), l'honnêteté intellectuelle de l'historien est indispensable. Elle passe par la nécessité de faire abstraction de ses propres idées, et de ne pas transposer les problèmes et la façon de penser actuels au passé ; alors que pour Fustel de Coulanges (1830-1889), « transposer dans des siècles reculés les idées du siècle ou l'on vit, c'est, des sources de l'erreur, celle qui est la plus féconde » (cité par G.Thuillier et J. Tulard, 1986, p. 9).

L'école méthodique introduit l'approche critique dans l'observation historique en mettant l'accent sur le culte du doute. Pour C. Seignobos (1901), ce qui n'a pas pu être prouvé est douteux. Les recommandations faites à l'historien sont la prudence, la modération, la précision et la modestie, l'humilité. Il ne peut rien avancer sans preuve. « Pour faire la critique d'un texte, on aura soin de s'informer des manuscrits qui l'ont transmis, de manière à n'avoir d'abord aucun doute sur l'authenticité et la constitution de la phrase même. Puis il convient de définir chacune des expressions dont elle se compose et d'en arrêter le sens, non pas d'une manière générale, mais à l'époque précise où ces textes ont été écrits. Enfin, on ne se séparera jamais du contexte, c'est-à-dire de ce qui précède et de ce qui suit : on le replacera dans la pensée de l'auteur, et on ne lui fera dire que ce que l'auteur à exactement voulu lui faire dire » (cité par G. Thuillier et J. Tulard, 1986, p. 9-10).

❑ **L'école des Annales.** M. Bloch et L. Febvre sont les fondateurs de cette école et de la revue *Annales*. M. Bloch critique l'usage « du bon sens » en histoire. « De même la critique de simple bon sens, qui a été longtemps la seule pratiquée, qui, d'aventure, séduit certains esprits, ne pouvait mener bien loin. Qu'est-ce, en effet, le plus souvent, que ce prétendu bon sens ? Rien d'autre qu'un composé de postulats irraisonnés et d'expériences hâtivement généralisées » (M. Bloch, 1993, p. 120). Les historiens de cette école proposent de repenser l'espace-temps de l'histoire. L'histoire entre dans le débat des sciences de l'homme et dans le champ des sciences sociales.

Un impératif apparaît alors : l'histoire est traversée par les autres disciplines. Il y a nécessité d'une interdisciplinarité pour étudier les faits sociaux, d'une confrontation de point de vues disciplinaires. « L'école des Annales s'élève contre l'histoire bataille, l'histoire événementielle. La description de l'humeur des grands s'efface devant l'étude des fluctuations des courbes du fromage et des autres céréales, mises en relation avec les aléas des courbes démographiques. On assiste en fait au rejet du politique comme déterminant primordial en histoire » (A. Nouschi, 1993, p. 87).

L'histoire se nourrit de débats avec les autres disciplines et élargit son champ d'étude. Elle est davantage thématique et ancrée dans des faits sociaux. Moses Isaac Finley (1912-1986), spécialiste de l'économie antique, était étudiant dans les années 1930. Il décrit cette époque de la manière suivante : « lorsque je me reporte à cette période, j'ai l'impression très forte que les conférences et les séminaires étaient soigneusement enfermés dans une tour d'ivoire. Je ne fais pas allusion aux opinions politiques des professeurs d'histoire, qui étaient très diverses, mais au peu de rapport que leur travail professionnel d'historiens entretenait avec la réalité contemporaine. Les mêmes conférences, les mêmes séminaires auraient pu avoir lieu (ont eu lieu, sans nul doute), une génération plus tôt, avant la Première Guerre [...]. L'impression partout présente était que l'étude de l'histoire constituait une fin en soi alors que nous, qui grandissions dans un monde difficile, au milieu de problèmes qui étaient graves et exigeaient des solutions, nous cherchions à expliquer et à comprendre le présent en étudiant le passé » (M.I. Finley, 1967, p. 201 cité par B.D. Shaw et R.P. Saller).
Un autre point qui caractérise cette école relève du passage d'une histoire récit à une histoire problème. On assiste à la valorisation de l'approche des objets de recherche en fonction d'hypothèses. Les sources sont étudiées à travers une hypothèse théorique. L'historien centre la recherche sur la question de la probabilité de l'influence d'un fait sur un ensemble d'autres faits.
Notons aussi l'influence des travaux de F. Braudel (1902-1985). Dans la lignée de ceux de M. Bloch et de L. Febvre, ils mettent l'accent sur l'étude des phénomènes de longue durée. F. Braudel (1949) choisit un espace géographique comme objet de son étude : « La méditerranée et le monde méditerranéen à l'époque de Philippe II ». Ce lieu d'enquête historique est considéré comme un écheveau complexe ou les structures économiques, sociales et l'ensemble des sciences de l'homme interagissent.
Une des conséquences de la rupture avec l'histoire méthodique est « l'abandon de la chronologie au profit d'une histoire thématique, de la biographie, de la monographie. C'est la victoire de la longue durée, des masses et des océans » (G. Thuillier et J. Tulard, 1986, p. 16).

- Autour des années 1970, l'histoire a de plus en plus de succès. Elle sort du champ universitaire et intéresse tous les publics, même non professionnels. On assiste alors à une explosion de la demande d'ouvrages sur l'histoire. « L'histoire devient une histoire éclatée mais du même coup, c'est aussi une histoire en pleine expansion qui ne veut plus négliger aucun territoire » (A. Nouschi, 1993, p. 89).

Cet engouement pour l'histoire est, pour partie, lié au fait que le futur est incertain et que le passé devient alors une valeur refuge. Nos sociétés sont nostalgiques d'un passé qui représente le temps des valeurs. Le culte de la mémoire se traduit par notre intérêt pour les cérémonies de commémorations, la conservation des traces, des archives, etc.

Pour J. Revel, « c'est, d'une certaine manière, tout le rapport des Français au passé qui tend ainsi à être reconstruit à travers sa dimension mémorielle. C'est vrai du passé lointain, de plus en plus vécu (..) sur le mode du "monde que nous avons perdu" : c'est le monde de Montaillou et aussi celui du Cheval d'orgueil, deux grands succès de l'année 1975. C'est vrai aussi du passé proche, et en particulier de ce "passé qui ne veut pas passer" pour reprendre la récente formule d'Henri Rousso à propos de Vichy.[...] Je crois qu'il s'agit là d'un mouvement de fond de la société, dont personne ne peut prévoir combien il est destiné à durer. Les historiens l'ont découvert, ils l'ont parfois suivi et ils l'ont thématisé, qu'il s'agisse de commémoration, de patrimonialisation ou de production de mémoire » (1999, p. 4).

L'affluence de productions historiques a des limites. La plus importante est la multiplication des objets qui produit une histoire morcelée. Il devient difficile de situer ce qui doit retenir l'attention, ce qui est digne d'intérêt pour la connaissance de l'histoire des hommes, des faits sociaux et de l'humanité.

❏ La tendance actuelle s'est nourrie de toute son historiographie. Elle est dans une phase qualifiée de « reconstruction », et s'inscrit dans le retour du politique et de l'intérêt pour le récit. Elle met l'accent sur l'interdisciplinarité, et valorise une approche holistique des faits sociaux, dans un modèle de pensée complexe. Elle fait partie des sciences humaines et participe à l'interprétation des évolutions humaines, des changements sociaux. Conçue aujourd'hui de manière plus dialectique, elle a pour projet d'appréhender le réel dans la complexité de la construction des faits historiques. Il s'agit alors de concevoir toute analyse comme partielle, et de la situer dans une perspective globale ; ce qui ne dispense pas le chercheur en histoire, bien au contraire, de la rigueur scientifique.

Dans les années 1990, la micro-histoire se développe. Elle s'intéresse à un milieu ou un objet restreint, et met en évidence que le fait de changer l'échelle d'observations modifie les résultats. La réalité d'un sous-ensemble n'est pas exactement celle du système dans lequel il s'inscrit. Le sous-ensemble évolue dans une réalité qui lui est spécifique. Elle réintroduit la biographie. L'étude d'un personnage qui vit et meurt n'est pas linéaire. L'être humain est observé dans une approche par la complexité. Il tient plusieurs personnages en même temps ; il vit et évolue dans plusieurs mondes qui le construisent et qu'il se construit. Il est agent/acteur/auteur dans un espace temps sociétal, et en même temps à l'intérieur de plusieurs champs.

Les principes de la méthode historique

La notion d'histoire « contient depuis la latinité (*historia*) l'idée de « récit » fondé sur l'établissement de faits observés (étymologiquement « vu ») ou inventé. » (A. Rey, 1997, p. 965). L'historien s'interdit d'inventer, mais il n'a pas vécu ce qu'il raconte. Il s'appuie sur des témoignages du passé et construit des modèles d'intelligibilité des sources sur lesquelles il élabore ou développe la connaissance historique. Il tente de tenir ensemble une posture d'artisan qui construit ses outils et techniques en fonction de son objet de recherche, et une posture scientifique dans l'observance de règles et de principes de la construction scientifique des savoirs. Nous posons donc comme principes de cette méthode les éléments suivants.

- ❑ La recherche en méthode historique s'intéresse à expliquer ou comprendre :
  - soit un fait actuel, à travers un ou plusieurs éléments qui ont contribué historiquement à son élaboration ;
  - soit un ou plusieurs faits du passé, dans une recherche des facteurs qui l'ont constitué dans un espace temps délimité, ou dans un processus d'évolution à travers le temps.

  Elle travaille à la recherche « des invariants théoriques, c'est-à-dire des caractéristiques, propriétés ou relations qui se conservent dans une évolution ...» (C. Roux, cité par C. Eymard, 1998, p. 14-15) ou « des covariations fonctionnelles, c'est-à-dire des phénomènes qui varient en même temps que d'autres. » (op. cit., p. 14-15).
- ❑ L'objet de recherche est construit par le travail de problématisation. La centration de l'objet de recherche part d'une question/problème, que le chercheur se pose. Le chercheur problématise une

question de départ en s'intéressant autant au passé qu'au présent et au devenir. Ce travail de problématisation conduit à la formulation d'une hypothèse de recherche.

❑ L'hypothèse est centrale. Sa construction est théorique. Elle met l'accent sur le poids d'un ou plusieurs faits dans un modèle d'explication, de compréhension ou d'interprétation des faits sociaux. Elle facilite la prise de distance par rapport à la question de départ et permet de cibler le recueil et le traitement de données. Les sources sont travaillées à partir de l'hypothèse. La fécondité de la recherche est liée à sa pertinence, ainsi qu'à la qualité du recueil et du traitement des données.

❑ L'observation historique. La connaissance que produit la recherche en histoire est dépendante des traces laissées dans le passé. M. Bloch définit la trace comme « la marque, perceptible au sens, qu'a laissée un phénomène en lui-même impossible à saisir » (1993, p.7). L'histoire n'est pas une science statique. Elle est en mouvement permanent et évolue en même temps que la société. L'observation produite par les historiens s'appuie sur les modèles de connaissance actuels et sur les traces qui subsistent d'une époque et d'un phénomène. Elle a, comme les autres sciences, un caractère provisoire. La mémoire, qu'elle soit collective ou individuelle, est incomplète. Elle se construit dans l'idéologie d'un sujet et d'un groupe social. Elle « est faite de ce que l'on veut se rappeler et de ce que l'on oublie, de façon consciente ou non » (P. Joutard, 1986, p. 448). Elle prend partie pour ou contre un fait. Elle est constituée des sources disponibles, c'est-à-dire des sources construites par d'autres, et notamment, assez souvent, par les classes dominantes ou intellectuelles de l'époque. Le chercheur qui utilise cette méthode doit garder conscience de cela.

❑ Le rapport au temps. L'histoire est la science qui étudie les faits sociaux dans le temps, dans la durée. Même si aucune science ne fait abstraction du temps, le temps en histoire est particulièrement important.

- La chronologie : le chercheur se propose de rendre compte avec exactitude de la place chronologique des faits observés, alors que le temps est continu et en perpétuel changement.
- La période mise à l'étude : temps court ou temps long. C'est avec F. Braudel que l'historien est amené à différencier la longue durée du temps court. À l'approche chronologique, Braudel oppose celle par la longue durée. « La longue durée est celle dont

l'unité est perçue et qui peut s'étaler sur plusieurs décennies » (A. Nouschi, 1993, p. 91).
L'approche historique sur une longue durée facilite la perception des changements ou non-changements dans une société. Elle « met à jour, plus ou moins clairement, des données qui avaient échappé jusque-là à l'attention des historiens ou simplement à l'observation attentive ; parmi elles, celles qui constituent les structures, c'est-à-dire un "ensemble cohérent d'éléments" (K. Pomian), organisé d'une façon telle qu'en modifiant l'un d'entre eux, la structure est bouleversée » (A. Nouschi, 1993, p. 92). « Par structure, les observateurs du social entendent une organisation, une cohérence, des rapports assez fixes entre réalités et masses sociales. Pour nous, historiens, une structure est sans doute assemblage, architecture, mais plus encore une réalité que le temps use mal et véhicule très longuement... [Toutes les structures] sont à la fois soutiens et obstacles » (Braudel, 1969, p. 50).
L'approche sur une courte durée relève de « l'histoire événementielle ».

- Le rapport au temps du chercheur est aussi lié à l'articulation entre le temps passé, le temps en devenir et le temps présent. La recherche d'une reconstitution du passé se fait dans le temps présent, en fonction du contexte socio-politique actuel.

❑ L'approche holistique des faits condamne l'isolement des faits et leur traitement « comme des détails isolés sans envisager les corrélations entre les différentes parties, les différents éléments, événements...» (M.I. Finley, 1981, cité par B.D. Shaw et R. P. Saller, in Finley, 1984, p. 25). Elle s'inscrit dans la volonté d'expliquer et/ou de comprendre un fait dans la prise en compte des interactions et des corrélations qu'on peut établir avec d'autres faits.

❑ Le rapport implication/distanciation du chercheur. En histoire, le chercheur assume son implication dans la recherche. L'objet de recherche est construit par lui. Le fait historique étudié relève de son choix. La construction des variables s'appuie sur la ou les théories qu'il a choisie(s). La reconstitution du passé qu'il propose et son interprétation des faits sont liées à son histoire et à sa position de citoyen. Un des éléments forts du travail d'implication du chercheur relève de sa sagacité critique.

❑ L'analyse critique. Elle concerne autant la critique interne des sources que l'autocritique du chercheur.

- La critique interne des sources. Comme nous l'avons vu, la mémoire est partielle et partiale. Il faut toujours se poser la question des conditions dans lesquelles une source a été construite : quel est son auteur ? Quelles étaient ses intentions ? À qui est adressé son contenu ? Quel système de normes présidait à son élaboration ? La confrontation des sources est incontournable dans la recherche qui utilise cette méthode. Une des règles des historiens est de vérifier personnellement la validité d'un document.

- L'autocritique du chercheur. Si le chercheur crée l'objet et le dispositif de recherche, il le fait sous le contrôle de la critique scientifique. Il se doit de rendre compte au lecteur du choix de ses sources, et de la manière dont il s'y prend pour les faire parler. Il construit un protocole de recherche et le décrit de manière précise, en argumentant ses choix. C'est à partir de la transparence qu'il donne sur les procédures de recherche, les règles que le chercheur s'est donné, que la critique évaluative est possible, ainsi que la reproduction du dispositif pour d'autres recherches. Parmi les erreurs fortes à éviter, nous citerons :
  - l'anachronisme qui se caractérise par le fait que le chercheur « raisonne en fonction du présent [...], et non en fonction du passé, on prête ses propres sentiments, sa sensibilité à un bourgeois de 1830 ou à un intellectuel de 1880, on plaque arbitrairement des questions sur le passé sans chercher à comprendre ce qui se passait réellement » (G.Thuillier et J. Tulard, 1986, p. 87) ;
  - le volontarisme qui relève du désir de vouloir démontrer une théorie, une hypothèse posée *a priori*. « À force de vouloir démontrer des "concepts", de faire une histoire *idéologique*, on finit par perdre le sens des documents et même le respect de l'histoire... » (op. cit., p. 88).

❏ L'interprétation allie le temps présent et le temps passé. Elle se construit certes avec les théories et modèles du présent du chercheur, mais se doit aussi d'être contextuelle : elle nécessite de resituer les sources, les mots, les expressions, dans le contexte socio-économique et politique de l'époque. « La possibilité d'un changement de sens amène à douter des arguments tirés de l'étymologie : le sens d'un mot dans un contexte donné, qu'il s'agisse d'une tablette ou d'un poème, ne peut jamais être découvert à partir de son étymologie.[...] Aucune donnée historique n'a de sens à elle seule, il faut toujours l'examiner et l'interpréter dans son contexte » (M.I. Finley, 1981, cité par B.D. Shaw et R. P. Saller, in M.I. Finley, 1984, p. 25-26).

L'interprétation permet de dégager « des lois tendancielles, des irrégularités empiriques, certains mécanismes généraux, mais aussi des persistances d'attitudes et de représentations » (C. Roux, cité par Eymard, 1998, p.15). Elle a un caractère provisoire. Comme pour les autres sciences, les conclusions produites aujourd'hui, peuvent être inexactes dans 10, 20 ou 30 ans...

Le statut de l'hypothèse

Comme nous l'avons vu, le raisonnement à partir d'une hypothèse est posé comme condition d'une certaine rigueur scientifique. L'hypothèse est construite sur la base des recherches antérieures et d'une option théorique. Elle est donc une proposition théorique de l'influence d'un fait ou de plusieurs faits sur un autre fait que le chercheur met à l'épreuve de la documentation. Lorsque la recherche porte sur une période suffisamment récente pour pouvoir quantifier les données, la décision de validation de l'hypothèse se prend à partir du test de l'hypothèse nulle : H0. L'hypothèse nulle déclare qu'il n'y a pas de corrélation entre les faits observés. C'est le rejet de cette hypothèse nulle qui permet de confirmer l'hypothèse d'une corrélation. Le rejet de H0 se fait toujours en énonçant la part d'erreur acceptable que l'on prend. Le fait de confirmer l'hypothèse d'une corrélation n'est jamais une affirmation en méthode historique, même avec une part de hasard énoncée comme faible par les statistiques. Le chercheur pose la corrélation observée, ou la co-occurrence de faits comme probable. Le travail, au sens d'une co-occurrence entre des faits, relève du travail d'interprétation du chercheur.

Les outils de recueil de données

Le document en histoire

La notion de document est large en histoire. Elle comprend : toutes sortes de textes publics ou privés (textes de lois, journaux de presse, revues scientifiques et professionnelles, écritures professionnelles, cahiers de transmission, dossiers de soins...), mais aussi le courrier entre des personnages de l'époque, les traces picturales, les dessins, ainsi que certaines images (photographie, film...), les sources sonores et informatiques.

Le travail sur le document relève autant de l'analyse que du commentaire. L'analyse déplie le document, le découpe en unités de sens et catégorise les informations qu'il contient. Elle tente de dégager l'ensemble des éléments, en restant au plus près du texte. Le commentaire fait parler le document. Il le situe dans un contexte et en propose une interprétation en fonction d'un modèle, d'une théorie choisie *a priori*, ou convoquée *a posteriori* pour sa pertinence aux données. L'élaboration de ce chapitre s'est appuyée sur l'ouvrage de P. Saly, F. Hincker, M.C. L'Huillier, J.P. Scot et M. Zimmermamn, *Le Commentaire de documents en histoire*, 1995-1997.

Toute étude de document nécessite, en premier lieu, son identification.

❑ **L'identification d'un document.** Tout document doit être scrupuleusement identifié. L'identification apporte des éléments sur l'intérêt, les limites et le sens des indices et du témoignage, livrés par le document. Elle précise la nature du document, son auteur, son destinataire, ses dates d'élaboration et de publication, le lieu concerné par le document, ses circonstances d'élaboration et son titre.

- **La nature du document.** La nature d'un document oriente l'explication du contenu, des indices observables. S'agit-il d'un texte de loi, d'une lettre personnelle, d'un courrier administratif, d'un dossier professionnel, d'un discours politique… ? L'identification d'un document renseigne sur sa portée informative et diminue le champ de spéculation de sa fonction : sa fonction est-elle de convaincre, d'informer, ou d'interdire ? La nature du document peut être explicitement indiquée ou non. Lorsqu'elle ne l'est pas, il faudra l'inférer de son contenu chaque fois que cela est possible.
- **L'auteur.** Un document peut être rédigé par un ou plusieurs auteurs ou un collectif d'auteurs. L'auteur individuel peut être une personne clairement identifiée, connue ou inconnue. Son identification permet de mettre en relation un témoignage avec la fonction et le statut du personnage ; d'inférer pour partie le sens des mots, les expressions utilisées, le fond apporté par la source, au rôle et statut de son auteur.

  Lorsqu'il s'agit d'un personnage peu connu, voire inconnu, il est important de recueillir les précisions nécessaires à sa connaissance, qui participent à la compréhension du document. Il est toujours important de préciser la période de vie de l'auteur (date de naissance et de décès), sa carrière professionnelle, son statut, les fonctions et activités qu'il exerce ou a exercées dans la société, ainsi que ses écrits.

Lorsque l'auteur est célèbre ou incontestablement connu, il n'est pas utile de donner tous les éléments de sa biographie. Seuls ceux qui apportent de la compréhension au document doivent être précisés. Il en est de même lorsqu'il s'agit de plusieurs auteurs.

Les données d'identification de l'auteur peuvent être directement accessibles dans le texte, ou nécessiter une recherche sur un ou plusieurs documents parallèles. Cependant, il arrive que l'auteur soit un illustre inconnu, et qu'aucune information sur son identification soit accessible. C'est un élément qu'il est nécessaire d'indiquer, mais qui ne s'oppose pas à l'étude du document.

Certains documents sont rédigés par un collectif d'auteurs identifiables, c'est le cas, par exemple, des dossiers de soins des patients. L'identification relève alors de celle de ce collectif : s'agit-il de professionnels ? Lesquels ? D'une association ? Laquelle ? Etc.

Tous les documents n'ont pas forcément d'auteurs. Certains documents sont véritablement anonymes, et il faudra le préciser. D'autres relèvent de collectifs difficilement identifiables : ce peut être le cas pour certains règlements...

- **Le destinataire.** Un document peut avoir un destinataire privé ou public. Il peut s'adresser à un individu, un collectif d'individus, ou une institution. Toutefois, le destinataire n'est pas toujours clairement identifiable. La connaissance du ou des publics à qui étaient destinés l'information participe à sa compréhension.
- **La date**. La date d'élaboration d'un document peut être clairement indiquée ou non par l'auteur. Il faut éviter de confondre la date d'élaboration avec la date d'édition ou de publication, suivant les textes. L'élaboration d'un document a pu être faite au présent ou à distance de l'événement ou du fait dont il est question. Lorsque la datation n'est pas évidente, d'autres documents peuvent contribuer à la cerner, de même que les mots utilisés, la terminologie, le ou les événements rapportés et la façon dont ils le sont.
- **Le lieu concerné**. Certains documents concernent un lieu particulier et uniquement ce lieu. Il faudra alors l'indiquer ; ce qui est différent de l'ensemble des lieux qui peuvent être nommés ou référés dans le document. Tous les lieux nommés ou cités ne font pas partie de l'identification du document. Ils sont abordés dans son analyse.

- **Les circonstances**. Les circonstances d'élaboration d'un document doivent être précisées en fonction de leurs valeurs informatives. Il peut s'agir par exemple du lieu d'élaboration, qui peut avoir de l'intérêt dans la compréhension des indices historiques. Il peut être plus ou moins distant du lieu de l'événement raconté.
- **Le titre**. Le titre d'un document a une valeur sur la portée informative que l'auteur ou l'éditeur du document souhaitait produire.

❑ **L'analyse**. L'analyse présente le contenu du document en quelques lignes. Elle dégage les indices historiques principaux en restant au plus près des termes utilisés dans le texte, ainsi que de la chronologie du texte. « Dans la mesure du possible, les termes même du texte doivent être conservés, car les transposer, les actualiser, les moderniser c'est s'éloigner du texte et donc le trahir. Mais cette prescription est loin d'être toujours applicable car la nécessité de résumer au maximum impose de trouver des termes qui concentrent en un seul mot le sens de plusieurs mots du texte » (P. Saly et autres, 1997, p. 47). Il ne s'agit pas de donner des éléments d'explication. Certaines phrases du texte peuvent être citées, sans en abuser : c'est le cas, notamment, lorsque la phrase est difficilement réductible sans perdre son sens et qu'elle caractérise bien le témoignage ou l'indice historique qui participe au test de l'hypothèse.

❑ **Le contexte historique**. Il s'agit de resituer un document et son contenu dans le contexte socio-politique de l'époque dans lequel il s'inscrit. Le chercheur décrit les éléments du contexte qui participent à sa compréhension. Il n'est pas nécessaire de faire un cours d'histoire sur l'époque concernée ; il s'agit de dégager les éléments pertinents par rapport à la problématique de la recherche.

❑ **Le commentaire**. Le commentaire est focalisé sur l'hypothèse de la recherche. Le même texte peut donc déboucher sur des commentaires différents, en fonction de l'hypothèse privilégiée. Dès lors, commenter un document, c'est non seulement confronter les éléments d'identification et d'analyse, mais aussi les mettre en relation avec le contexte historique et les autres sources. Il s'agit de rendre le texte compréhensible d'un point de vue historique et au regard des faits, critères et indicateurs qui intéressent la recherche. Pour cela, il est préférable de partir toujours du texte pour faire les développements nécessaires et d'éviter la paraphrase. Lorsque le chercheur centre son observation sur plusieurs textes, il peut les regrouper en les catégorisant suivant leur nature ou le thème abordé. Le commentaire se construit en fonction des catégories établies, en expliquant les documents comme un ensemble. La récurrence des mots ou des expressions est intéressante à relever, ainsi que le ton général du document. Les termes spécifiques sont définis et expliqués en confrontant plusieurs dictionnaires.

Commenter un texte, c'est aussi en faire la critique. Le chercheur argumente son point de vue.

Les entretiens

Le chercheur qui utilise une méthode historique fonde son observation sur une approche du passé à partir de sources, et donc d'informateurs qui racontent leurs visions des faits dont il est question. L'entretien permet de recueillir des sources orales, qui sont issues de la perception par un sujet, des faits et du contexte dans lesquels ils se sont déroulés, à travers sa culture et le souvenir qu'il en a. Le récit du sujet ne peut pas être considéré comme un simple contenant de faits bruts. Il faut certes l'utiliser, lorsque des personnes qui peuvent témoigner du phénomène existent, mais en le croisant avec d'autres sources. L'entretien peut être de type semi-directif ou directif. Le chercheur doit prendre le temps nécessaire pour que la mémoire du passé revienne. Les données recueillies sont traitées par analyse de contenu comparative, ce qui permet de repérer la fréquence des points d'accord et des oppositions, ainsi que des points de vues originaux.

Les passages obligés de la méthode historique

- ❑ Définir une question de recherche qui s'intéresse à l'étude historique d'un fait social actuel ou ancien. Par exemple : la question de l'évolution ou du changement dans les transmissions écrites des soins aux patients.
- ❑ Construire une hypothèse générale à partir de l'exploration des études antérieures sur le phénomène, et d'une théorie ou d'un corpus théorique de référence.
- ❑ Construire un dispositif de recherche :
  - Établir une période d'observation. Celle-ci doit être pertinente quant à l'objet et à la problématisation de la recherche. Dans l'exemple choisi, deux débuts de période d'observation pourraient être définis : l'année des premières transmissions écrites sur

les cahiers d'infirmerie ou bien celle de l'apparition des dossiers de soins individualisés. Tout dépend de la problématique étudiée.

- Rechercher les éléments ou phénomènes qui ont participé au processus de changement et/ou influencé le fait que vous souhaitez observer au cours de la période historique définie. Ces éléments permettent de définir des sous-périodes à l'intérieur de la période historique observée à partir de certaines dates clés pour le phénomène étudié. Continuons avec l'exemple de l'étude des transmissions écrites : si vous avez choisi de démarrer la période d'observation à partir des cahiers de transmissions, l'arrivée des dossiers de soins individualisés est une des dates à retenir pour établir une sous-période d'observation. Une autre date pourrait être celle de l'apparition des transmissions ciblées, etc. Vous devez argumenter le choix de ces dates.
  Ces dates coupent la période historique en sous-période qu'il est pertinent de comparer au regard de l'hypothèse générale. Chaque sous-période peut être l'objet d'une sous-hypothèse de l'hypothèse générale. La définition des périodes d'observation est délicate. Vous pouvez vous appuyer sur les textes de loi ou les décrets ; cependant, l'arrivée d'un texte de loi est toujours précédée d'une période qui l'a initié, et suivie d'une période d'application : le délai entre la publication d'un texte et son application est plus ou moins long, en fonction, entre autres, de son objet. Pour tenir compte de ce fait, vous devez déterminer les limites antérieures et postérieures à chacune des dates clés. Il s'agit de choix méthodologiques qui doivent être argumentés. Suivant le fait observé et/ou la période historique étudiée, il n'y a pas d'intérêt à distinguer des sous-périodes.
- Définir les faits qui seront étudiés pour chaque période et démontrer leurs pertinences par rapport au phénomène observé et au contexte historique de la période.
- Déterminer le type de sources utilisées en fonction de leur pertinence et de leur accessibilité. L'observation est-elle construite sur des sources orales et/ou des sources écrites ? Avec quels types de documents (journaux, textes de loi, articles de revues professionnelles, cahiers de transmissions...) ?
- Rechercher les lieux où se trouvent les documents authentiques (par exemple les archives..) et négocier leur accès, avec le terrain.
- Établir les critères et indicateurs d'observation des documents. Ils sont dégagés de la définition des faits que vous vous proposez d'étudier.

- Si vous avez recours à des sources orales :
  - construisez un échantillonnage de la population auprès de qui les entretiens seront menés. Définissez les critères d'inclusion et d'exclusion de l'échantillon ;
  - déterminez la question inaugurale et le guide d'entretien ;
  - testez le guide d'entretien.

❑ Collecter les données sur l'ensemble de vos sources.

- Classez les sources par catégories.
- Identifiez clairement les sources.
- Analysez le contenu des sources.
- Faites des fiches par sources et par catégories et classez-les.
- Éventuellement, dégagez en d'autres éléments ou faits historiques. Définissez-les et argumentez leurs pertinences par rapport au fait observé.

❑ Traiter les données.

- Commentez les documents.
- Interprétez les entretiens.
- Comparez les sources entre elles. Identifiez les co-occurrences de signes, d'éléments. Repérez les points d'accord et de désaccord entre les sources et proposez des hypothèses interprétatives. Attention, le désaccord ne signifie pas qu'une source produit du mensonge et l'accord n'est pas systématiquement une preuve de vérité. Vous travaillez non sur des faits directs, mais sur des perceptions et des points de vues concernant ces faits, qui peuvent être différents suivant les caractéristiques du sujet qui les a produits et le lieu d'où il les a lui-même observés.
- Confrontez les indices recueillis aux hypothèses de la recherche.
- Étudiez le rapport qu'entretiennent entre eux les éléments des faits que vous avez définis. Existe-t-il ou non des corrélations ?
- Comparez les données de chaque sous-période avec celles des périodes antérieures et postérieures, mais aussi avec l'ensemble des données.

❑ Interpréter les résultats et re-problématiser la question de départ. Tout ou partie de l'hypothèse peut être confirmé et/ou infirmé. Les résultats qui falsifient l'hypothèse sont interprétés. Le sens à attribuer aux résultats n'est pas donné par l'approche statistique. Il relève de la fonction du chercheur. Les résultats sont donc proposés à discussion par le chercheur en fonction des éléments du dispositif de recherche et de l'approche théorique du phénomène qui a été privilégiée. Cette discussion scientifique des résultats se construit sur l'analyse critique méthodologique que peut en faire le chercheur. Elle énonce en quoi les résultats sont intéressants pour l'évolution des connaissances scientifiques actuelles. La fécondité de la recherche est liée à la pertinence de l'hypothèse de départ, à la qualité du recueil et du traitement des données, ainsi qu'à la sagacité critique du chercheur.

Conclusion

La méthode historique s'intéresse à la compréhension d'un fait actuel ou passé, à partir des éléments de l'histoire qui ont participé à son élaboration. Le dispositif de recherche se construit en fonction de l'objet de la recherche. La définition de sous-période d'observation n'est pas toujours nécessaire ; elle dépend de la durée de la période historique observée et du fait étudié. Le choix du type de sources est aussi lié à l'objet de recherche et à la période à laquelle on s'intéresse. Suivant l'objet, le recours aux témoignages oraux par entretiens n'est pas pertinent ; suivant la période, il n'est d'ailleurs pas toujours possible. Il est donc difficile d'établir des règles de fonctionnement pour toutes les recherches en histoire. Nous avons posé les passages obligés ; nous vous conseillons de lire des recherches menées avec cette méthode pour vous familiariser à la construction d'outils et de démarches spécifiques, mais aussi au travail d'interprétation des faits historiques.

Les recherches en santé ou en soins conduites avec une méthode historique contribuent au développement de la connaissance et des savoirs dans le champ de la santé et de la qualité des soins. Je vous invite à lire les productions faites dans ce champ de recherche, en les replaçant dans leur contexte de production. Citons :

- ❑ Hamilton A.E., *Infirmières des hôpitaux,* Thèse de doctorat en médecine, soutenue le 15 juin 1900.
- ❑ Collière M.F., *Promouvoir la vie,* Paris, Interédition, 1982.
- ❑ Knibieler Y., *Cornettes et blouses blanches,* Paris, Hachette, 1984.
- ❑ Collière M.F. et Diebote E., *Pour une histoire des soins et des pratiques soignantes,* Cahier de l'AMIEC n° 10, 1988.
- ❑ Magnon R., *Léonie Chappal : La cause des infirmières,* Velizy, Lamarre, 1991.
- ❑ Magnon R., *Identité, spécificité et soins infirmiers,* Paris, Masson, 2001.

5

Conclusion

Comme nous venons de le souligner, les méthodes que l'on peut utiliser dans une recherche en soins et santé se différencient sur plusieurs points. Chaque méthode a un intérêt en termes de production scientifique de savoirs utiles à l'avancement de la réflexion sur les soins, ou plus largement sur la santé. Elles ont toutes aussi des limites. Cependant, il ne peut pas y avoir de recherche sans méthode de recherche. Une méthode a le statut de méthode de recherche uniquement si elle a fait ses preuves au niveau scientifique, si elle est reconnue comme méthode de recherche par le corps des chercheurs. Elle est donc reproductible et offre une garantie de rigueur scientifique. La méthode de recherche choisie indique un type de regard porté sur l'objet étudié (expérimental, clinique, historique, ethnologique, différentialiste).

6

La problématisation méthodologique

Le choix d'une méthode de recherche n'est pas chose aisée. Il se construit dans le travail de problématisation méthodologique. L'approche méthodologique, comme nous l'avons vu précédemment, permet de questionner les choix, les chemins envisagés et utilisés tout au long de la recherche. La problématisation méthodologique, s'intéresse à la critique épistémologique du choix d'une méthode de recherche et de son influence tout au long de la recherche (problématisation, construction du dispositif, recueil et traitement des données).

Comment choisir une méthode de recherche ?

Le choix d'une méthode de recherche se fait parfois par défaut dans la mesure ou l'apprenti-chercheur ne connaît qu'une seule méthode.

Le chercheur peut effectuer aussi un choix de méthode *a priori*, en fonction de ses affinités à la méthode. L'intérêt de cette option est de développer un domaine d'expertise dans une méthode. Le risque est de s'enfermer dans un type de regard porté sur les objets de recherche, mais aussi de choisir une méthode de recherche inappropriée aux intentions annoncées. « Notre expérience de formateur à la recherche, nous a souvent confrontés à un décalage entre l'objet de recherche déclaré par les étudiants et la méthode choisie. D'une part, certains apprentis-chercheurs énoncent un objet de recherche déjà formaté par une méthode de recherche, celle qui a certainement marqué leur histoire ; d'autre part, ils optent souvent pour une méthode, par rejet de la méthode qui a construit leur raisonnement tout au long de leur cursus scolaire, et de leur éducation et a conduit à un certain formatage (établissements de règles à observer) du mode de pensée » (C. Eymard, 2000, p. 304-305).

Pour effectuer un choix éclairé, il est nécessaire de connaître les caractéristiques de chaque méthode de recherche. Pour vous aider dans cet apprentissage des méthodes, vous pouvez construire un tableau comparatif de l'ensemble des méthodes exposées ci-dessus. Identifiez des éléments de comparaison des méthodes, comme par exemple le statut de l'hypothèse ou le type de rapport implication/distanciation du chercheur…, et organisez un tableau à double entrée avec d'une part, les éléments de comparaison et d'autre part, les méthodes de recherche.

Nous conseillons aux apprentis-chercheur, dans le dessein de développer leurs connaissances des différentes méthodes et d'effectuer un choix pertinent quant à leurs intentions de recherche, de repérer autant les intérêts que les limites du choix d'une méthode, sur un objet de recherche. Pour cela, il convient de réaliser différentes tâches.

❏ Identifiez l'ensemble des méthodes qu'il est possible d'utiliser compte tenu de l'avancement de la réflexion menée sur l'objet ou le thème de la recherche. Pour chacune des méthodes pertinentes quant au thème choisi, transformez votre question de départ en une question de recherche modélisée par la méthode (reprenant les principes de la méthode). Prenons un exemple : vous vous intéressez à l'étude de l'observance/non-observance des adolescents diabétiques :
  - Le choix de la méthode expérimentale nécessite la définition théorique d'une variable influente dans le phénomène d'observance. La recherche consisterait à mettre à l'épreuve cette variable, afin de produire une loi générale sur le phénomène.
  - La méthode clinique centrerait la recherche sur le récit des adolescents diabétiques quant à leur rapport, leur vécu, leur histoire de l'observance/non-observance. Elle rechercherait à définir un cas clinique qui sorte des attendus théoriques.
  - Les méthodes de l'*ethnos* s'intéresseraient à décrire et comprendre les habitudes de fonctionnement du groupe social des adolescents diabétiques par rapport au phénomène d'observance/non-observance.
  - La méthode différentielle s'intéresserait à la description de caractéristiques individuelles qui entrent en jeu dans le phénomène d'observance.

❏ Repérez les intérêts et les limites de chaque méthode pour le thème ou le sujet étudié.

- ❑ Évaluez leur faisabilité sur le terrain de la recherche.
- ❑ Arrêtez votre choix sur une méthode de recherche et argumentez votre position épistémologique.

7

Projet et protocole de recherche

A Introduction

La notion de projet de recherche nous semble intéressante. Elle relève de l'anticipation de la recherche et elle est certainement plus appropriée chaque fois qu'il s'agit de décrire « ce qui ne s'est pas déroulé, ce qui n'a pas été mis à l'épreuve du terrain, que le projet soit d'ailleurs construit par le chercheur, en équipe de chercheurs ou avec les personnes du terrain » (C. Eymard, O. Thuilier, 2001, p 166). Dans toute recherche en soins et santé, il existe un terrain ou un site de recherche. Le projet s'autorise la rencontre et la négociation avec le terrain. Le projet de recherche se conçoit alors comme une proposition de recherche construite par un chercheur ou une équipe de chercheurs. Il peut donner lieu a des régulations avec le terrain. Le projet pose la problématique et les bases méthodologiques de la recherche. Il englobe la réflexion éthique du chercheur. Les questions épistémologiques, méthodologiques et éthiques sont travaillées tout au long du processus de recherche. Elles peuvent entraîner la suspension ou l'arrêt d'une recherche.

B Le protocole de recherche

La notion de protocole est liée à celle de contrat. Elle désigne donc le document qui établit un contrat de recherche dans lequel un chercheur (ou une équipe de chercheurs) s'engage auprès d'une ou de plusieurs institutions. Le protocole de recherche doit être rédigé de façon concise et précise. Il existe certains formulaires de protocole, mais cela n'est pas toujours le cas. Nous vous proposons un plan type que vous pouvez utiliser pour rédiger un projet ou un protocole de recherche en soins et santé, quelle que soit la méthode utilisée. Il comporte les rubriques suivantes.

- L'identification de la recherche. Indiquez le titre de la recherche, la date de l'envoi du protocole, ainsi que la date prévue pour le début de l'étude.
- L'identification de l'équipe de recherche et du lieu de la recherche. Elle comprend le ou les noms et signatures des auteurs du projet ainsi que l'identité de leur(s) structure(s) d'appartenance et de leurs collaborateurs. Dans les démarches officielles, il est important de nommer le promoteur de la recherche (celui qui en assure la prise en charge financière) et éventuellement le moniteur de l'étude (celui qui est garant de la qualité méthodologique du travail de recherche). Il est nécessaire, aussi, de préciser la formation et la compétence de l'équipe de recherche en lien avec la recherche à réaliser (*curriculum vitae*).
- Le résumé et les mots clés, en une page, du projet de recherche. Il précise les objectifs, l'hypothèse ou la question théorisée, la ou les méthodes de recherche envisagées, les principaux éléments du dispositif de recherche.
- Le résumé de la problématique pratique de recherche. Il situe le projet de recherche par rapport à l'état actuel des connaissances théoriques et des pratiques. Il fait l'état des lieux de la recherche sur la question, en citant les principaux travaux antérieurs (leurs conclusions) qui ont participé à la décision de réaliser ce projet. Il développe l'intérêt de la question de départ pour l'avancement des connaissances dans le champ de la santé et dans le domaine du soin.
- Le ou les objectifs de la recherche. Il(s) précise(nt) quel(s) est (sont) le ou les bénéfice(s) attendu(s) par la recherche en ce qui concerne le développement des connaissances en santé et en soins, ainsi que le changement ou le processus de changement de l'action ou des actions pratiques visées.
- La pertinence du projet de recherche. Il est nécessaire de justifier de son intérêt pour le patient, la communauté, la profession, la science. Il faut préciser l'utilisation qui peut être faite des résultats de la recherche. Quel est leur degré de généralisabilité ? Sur quelle population peuvent-ils être transférables ? Quelles sont les possibilités de répliquer le dispositif de recherche ?
- L'hypothèse ou la question de recherche est définie. Elle doit être précise et clairement énoncée. Elle peut donner lieu à une définition des termes utilisés. Elle indique le champ et le corpus théorique de référence.

- ❑ La ou les méthode(s) de recherche envisagée(s).
- ❑ La population observée :
  - ses caractéristiques : personnes, groupe, qualité....;
  - la constitution de l'échantillon avec les critères d'inclusion et d'exclusion ;
  - le nombre de sujets. Précisez le nombre de sujets prévus et justifiez-le en fonction de la méthode choisie et des objectifs de la recherche ;
  - indiquez, notamment en recherche clinique, la procédure d'information des patients et de demande de consentement des patients.
- ❑ La construction du dispositif de recherche conformément à la méthode de recherche choisie.
- ❑ Le test de la faisabilité et de la validité du dispositif et des outils de recueil de données. Toute recherche a un coût financier et humain. Le travail de recherche demande un investissement de l'ensemble des personnes impliquées dans la recherche. Le test du dispositif sur un petit échantillon de la population permet de l'évaluer et de le réajuster. Il concerne autant la faisabilité du dispositif lui-même – et de ses méthodes de recueil de données – que la validité de chaque test, technique, outil de recueil de données et/ou de mesure.
- ❑ La planification de la recherche.
  - Définir les étapes de la recherche : des études préalables et exploratoires jusqu'à la publication du compte rendu de recherche.
  - Prévoir des temps d'évaluation du processus de recherche. Définissez les critères d'évaluation et éventuellement les éléments qui imposeraient d'arrêter la recherche.
  - Fixer un calendrier.
- ❑ L'établissement des ressources nécessaires à la réalisation de la recherche : ressources financières, matérielles et ressources humaines.
- ❑ La bibliographie.

II

Les techniques de recueil et de traitement des données

Introduction

Ce chapitre s'adresse à toutes les personnes qui souhaitent s'initier aux outils et techniques de recueil et de traitement des données. Les outils et techniques décrites ci-dessous ne sont pas spécifiques à la recherche. Ils peuvent être utilisés dans toute procédure d'enquête. La question du choix des techniques et outils d'enquête se fait et s'argumente en fonction de leurs pertinences quant à l'objet étudié. En effet, chaque technique a sa spécificité et le niveau d'information recueilli n'est pas le même suivant l'outil ou la technique choisie. Il faudra donc choisir un outil ou une technique en regard de ses caractéristiques et en fonction de son degré de pertinence par rapport à l'objet de l'étude. Si le choix des outils et des techniques de recueil de données est une étape essentielle, leurs constructions doivent faire l'objet d'une attention particulière, afin de garantir la fiabilité et la validité du recueil, de même que sa pertinence à l'étude. De la même manière, le choix de la population à étudier et l'identification de l'échantillon des sujets sur lesquels portera l'observation sont déterminants dans la qualité d'une étude.

1

L'échantillonnage

A Introduction

Le terme échantillonnage est utilisé pour indiquer que le recueil de données se fait sur une partie de la population totale. La population totale, encore appelée théorique ou parente, est constituée de l'ensemble des personnes dont l'enquête ou la recherche prétend rendre compte.

Reprenons l'exemple choisi pour expliquer la méthode expérimentale : vous êtes intéressé par une recherche sur le stress peropératoire. La **population parente** est constituée de toutes les personnes devant subir une intervention en France, ou dans un pays de la communauté européenne… Comme il ne vous est guère possible d'expérimenter sur tous les individus de la population à laquelle vous vous intéressez, vous pouvez vous adresser à une partie d'entre eux. C'est ce que nous appelons l'échantillon.

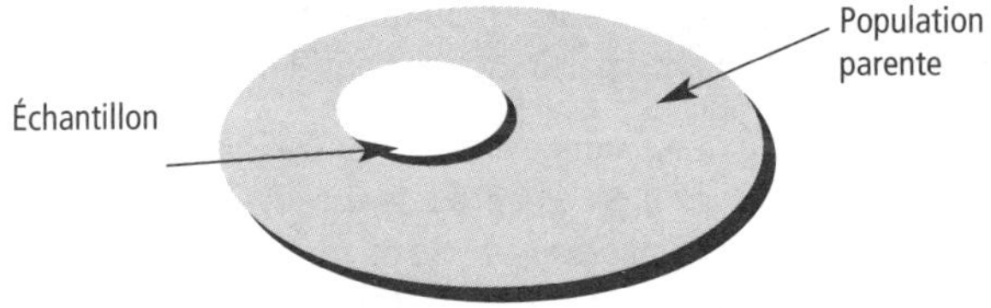

Figure 1 – Constitution d'un échantillon

Pour construire un échantillon, il faut :

- choisir une population parente, en fonction du thème et de l'objectif de l'enquête ;
- définir une partie de cette population, de sorte que les données recueillies sur celle-ci permettent une estimation correcte de celles de la population parente.

Il existe plusieurs façon de procéder pour construire un échantillon. Nous allons les aborder ci-dessous.

B Échantillon représentatif et/ou significatif

- Un échantillon est dit représentatif lorsque les éléments qui constituent la population totale ou théorique ont tous la même chance d'être choisis et donc d'en faire partie.
- Un échantillon est dit significatif lorsque le choix d'un sujet est argumenté en fonction de la pertinence de ce qui le caractérise ou le spécifie, par rapport à l'objet de la recherche.

L'approche probabiliste

L'approche probabiliste se réfère aux règles statistiques de la loi du hasard et permet de construire un échantillon représentatif.

L'échantillon aléatoire

Pour construire un échantillon aléatoire, le choix des individus se fait par tirage au sort. Tous les individus ont une probabilité X (la même pour tous) de faire partie de l'échantillon.

- **L'échantillon aléatoire sans contrôle des catégories**. Avant de réaliser le tirage au sort, il est essentiel de lister les personnes appartenant à la population parente : c'est ce qu'on appelle une base de sondage. Le fait de tirer au hasard 100 personnes sur une base de sondage de 1 000 personnes permet d'avoir un échantillon représentatif de la population parente. Les caractéristiques de la population parente doivent se retrouver dans cet échantillon de personnes tirées au sort.
- **L'échantillon aléatoire avec contrôle des catégories**. Vous pouvez aussi choisir de construire un échantillon aléatoire en contrôlant certaines caractéristiques fortes de la population parente. Avant de réaliser le tirage au sort, il est alors essentiel de lister les caractéristiques fortes de la population parente (par exemple : répartition en âge, sexe, catégorie sociale, etc.) de manière à pouvoir les

retrouver dans l'échantillon. Le tirage au sort se fait en maintenant la répartition des caractéristiques de la population parente. Par exemple, en maintenant le même pourcentage de filles et de garçons que dans la population parente ; la même répartition des âges que dans la population parente ; etc.

L'échantillon par grappes

Lorsqu'on réalise un échantillonnage par grappes, le tirage au sort ne se fait pas sur l'unité individuelle, mais sur des ensembles ou des grappes d'unités voisines. Par exemple : un chercheur s'intéresse aux parents des enfants de 10 ans fréquentant l'école primaire. Il y a 150 écoles ; il en tire 5 au hasard et interroge tous les enfants de 10 ans de ces écoles. Il peut aussi tirer au hasard 40 écoles et interroger 15 enfants de 10 ans dans chacune d'elles. Le risque lié à cette technique d'échantillonnage relève des phénomènes minoritaires ou localisés (par exemple : « les enfants de nationalité non française » ou encore ceux dont les parents ne parlent pas le français à la maison). Il est fort probable d'ailleurs que dans la même grappe (par exemple, la même école), il y ait une forte corrélation entre les caractéristiques de chaque enfant, et donc de chaque unité. Pour augmenter la fiabilité de l'enquête, il est donc nécessaire d'avoir un échantillon plus important.

L'échantillon stratifié

Il s'agit de constituer un échantillon en prenant des proportions d'individus différentes suivant des catégories de sujets que l'on choisit. Les catégories en question sont les strates. La population à étudier est divisée en strates. Elles sont construites en fonction de leur pertinence quant à l'étude et regroupent les sujets sur une caractéristique commune. Chaque strate constitue un sous-ensemble dans lequel l'enquêteur prélève un échantillon représentatif. L'échantillon total n'est plus représentatif mais chacun des sous-échantillons des différentes strates l'est. La légitimité de la stratification est liée au fait que la dispersion de la caractéristique étudiée est moins grande que dans la population totale. En d'autres termes, la population de la strate est plus homogène sur le caractère retenu que la population totale.

L'approche empirique

Cette approche est quelque peu contestée au niveau scientifique. Elle peut se construire selon trois méthodes que nous allons développer : la méthode des quotas, la méthode des itinéraires et l'échantillonnage sur place.

La méthode des quotas

La méthode des quotas s'appuie sur le principe que certaines variables caractérisant un individu sont liées entre elles (par exemple : les variables « modes de loisirs » et « âge »). Cette méthode consiste à choisir quelques variables identifiant de manière significative la population parente et à préciser leurs fréquences dans la population parente. L'enquêteur constitue un tableau représentant les quotas de sujets à respecter pour être fidèle à cette fréquence. En dehors de cette exigence, il peut interroger qui il souhaite. Il est possible de rajouter des éléments de sélection tel que : la non-connaissance des interviewés par l'enquêteur, une certaine répartition géographique, etc.

La représentativité de l'échantillon – et donc la généralisabilité des résultats – sont pour partie liées à la pertinence des variables sélectionnées.

La méthode des itinéraires

Il s'agit de construire pour chaque enquêteur un itinéraire de recueil de données, un plan de sondage qu'il devra scrupuleusement respecter. Cette méthode limite la part de subjectivité de l'enquêteur. La représentativité est liée au choix du plan de sondage, qui doit être déterminé au hasard.

L'échantillonnage sur place

La constitution de l'échantillon est, dans ce cas, liée au fait de la présence des sujets dans un lieu, à un moment donné (par exemple, toutes les personnes subissant une intervention dans *x* centres hospitaliers universitaires).

Le lieu dépend du thème étudié. Les moments d'enquête doivent faire varier les heures, les jours de la semaine et éventuellement les mois de recueil de données. Le choix des individus sélectionnés pour l'enquête se fait après, en essayant de respecter le principe du tirage au sort. L'échantillon n'est pas représentatif de la population parente. Il est plutôt spatial et temporel.

C Les erreurs d'échantillonnage

La qualité des résultats d'une enquête, la qualité de l'analyse et la qualité des conclusions sont fortement liées à la composition de l'échantillon. Lorsque l'échantillon est biaisé, la généralisation à la population parente ne peut pas se faire ; elle n'est pas légitime. Vous pouvez être confronté à ce qu'on appelle des biais d'échantillonnage. De quoi s'agit-il ?

- **Les absences**. Lorsqu'un individu a été tiré au sort pour faire partie d'un échantillon, et qu'il est absent au jour et à l'heure où vous le contactez, vous pouvez toujours faire une deuxième, voire une troisième tentative. On utilise alors les termes d'absence temporaire – pour ceux que vous joignez ultérieurement – et d'absence définitive – pour ceux que vous n'arrivez pas à contacter. En cas d'absence définitive, vous pouvez remplacer la personne en procédant par tirage au sort d'une autre personne appartenant à la même catégorie de variables (âge, sexe, catégorie sociale...). Il est possible aussi de corriger l'échantillon en comparant les réponses obtenues par les personnes qu'on a pu joindre tout de suite à celles des absents temporaires.
- **Les refus.** Lorsque le pourcentage de refus est inférieur à 20 %, et notamment chaque fois que les causes invoquées sont diverses, il est conseillé de remplacer la personne en procédant de la même manière que pour un absent définitif. Au-delà de ce pourcentage, et surtout si la même cause de refus est évoquée, la question de la validité de l'enquête se pose, car tout porte à penser que les réponses des non-répondants par refus seraient différentes de celles des répondants. Il ne sert à rien d'augmenter votre échantillon, vous ne feriez qu'accroître le biais dans la même direction.

  Le nombre de refus peut être réduit en adressant une lettre d'introduction annonçant votre passage ou votre contact téléphonique, le but de l'enquête, ainsi que le cadre et l'organisme dans lequel elle est menée.

D Échantillons indépendants et échantillons appareillés

Deux échantillons sont dits indépendants l'un de l'autre, lorsqu'ils sont tous les deux représentatifs de la population parente et qu'ils ont été constitués au hasard : ainsi, une modification dans l'un des groupes n'a pas d'influence sur l'autre groupe.

Prenons l'exemple d'un groupe de patients subdivisé en deux sous-groupes G1 et G2. Dans le groupe G1, les patients ont une échelle visuelle analogique continue (EVAC) pour évaluer leur douleur ; dans le groupe G2, ils ont une échelle discontinue (EVAD). Pour que G1 et G2 soient dits indépendants, d'une part ils doivent être chacun représentatif de la population parente ; et d'autre part l'attribution en G1 ou G2 doit être faite au hasard.

Deux échantillons sont dits appareillés lorsque chaque élément du premier échantillon est lié à un élément du second par une même relation.

Si on reprend l'exemple ci-dessus, il s'agirait alors des mêmes sujets à qui on ferait passer une Échelle Visuelle Analogique Continue (EVAC) dans un premier temps, puis une Échelle Visuelle analogique Discontinue (EVAD) dans un second temps.

C'est le cas aussi de la comparaison d'un pré-test à un post-test avec les mêmes sujets.

Il est possible aussi d'appareiller deux échantillons de sujets différents. Il suffit de faire en sorte, au niveau des variables qui nous intéressent, que les sujets de l'échantillon de G1 aient le même score ou la même valeur que ceux de G2. Vous souhaitez, par exemple, comparer deux stratégies d'apprentissages d'auto-soins auprès de patients diabétiques : vous pouvez appareiller ces deux groupes de patients sur une variable, par exemple le Quotient Intellectuel (QI). À chaque sujet du groupe 1 (G1) ayant un QI égale à x, on fait correspondre un sujet en G2 ayant le même QI.

2

Les outils de recueil de données

A L'observation

Introduction à l'observation

La notion d'observation est large. Empruntée au latin « *observatio* », sa signification se construit dans le fait de « porter son attention sur ». La notion d'observation prend dès lors un sens particulier, différent de celui d'outil ou de procédure. Processus d'attention porté à l'autre, « elle est une démarche d'élaboration d'un savoir, au service de finalités multiples, qui s'insèrent dans un projet global de l'homme, pour décrire, comprendre son environnement et les événements qui s'y déroulent » (J. Massonnat, 1987, p. 17). Elle désigne autant le processus d'observation d'un phénomène qui mobilise tous les sens de l'être humain (la vue, l'ouie, l'odorat, le goût, le toucher et le ressenti), que l'outil de recueil ou d'accueil des données.

Dans toute recherche, il y a un processus d'observation : observation du terrain de la recherche, observation des faits, du sujet, des groupes, des données etc. L'observation scientifique est construite en suivant les principes d'une méthode de recherche, et prend des formes différentes en fonction de la méthode, comme vous avez pu le repérer dans le chapitre décrivant les différentes méthodes de recherche.

L'observation d'une personne ou d'un processus humain diffère de l'observation d'un objet. Dans tout le champ des sciences humaines, l'observation met en relation au moins deux personnes, et ces deux personnes s'observent mutuellement. Le chercheur ou l'enquêteur qui observe un sujet ou un groupe de sujets est aussi observé par eux. Le rapport observateur/observé, qui se crée alors, participe aux types de données recueillies. L'interaction entre un observateur et un observé produit inévitablement des effets. Le chercheur qui observe est lui-même observé, ce qui crée une condition particulière, différente de la situation naturelle. En méthode de recherche expérimentale, ce phénomène est considéré comme un biais ; le chercheur, pour tenter de le contrôler, prend la position la plus extérieure possible par rapport à la situation. En intégrant une réflexion sur le rapport observateur/observé dans le processus de recherche, les données recueillies sont abordées en tant qu'éléments pour partie liés à la situation de recherche, et non comme issues d'une réalité antérieure à la recherche. Quel est donc le niveau d'information que le chercheur recueille en observant un phénomène ?

Le niveau d'information recueilli

Nous allons nous appuyer sur un exemple.

Un groupe d'enfants observe un champ. De retour à l'école, l'instituteur leur demande ce qu'ils ont vu. Les réponses sont les suivantes :
Nicolas : Des arbres, des fleurs. Il y avait même des coquelicots...
Pauline : Il n'y avait pas de coquelicots, je le sais bien, mais j'ai vu plein d'oiseaux qui chantaient, et même un chat qui guettait ; il voulait attraper les oiseaux.
Alexandra : Non, non, c'était un vieux chat, c'était pas un chat méchant, il était tout simplement allongé au soleil, il ne voulait pas faire de mal aux oiseaux. Et puis je n'ai pas vu les coquelicots. Il y avait des usines au loin qui faisaient beaucoup de fumée.
Nicolas : Oui il y avait des coquelicots, je les ai vus et même que je voulais en ramasser un, mais Alain n'a pas voulu. Et puis ce n'était pas des usines, c'était une cheminée.
Etc.

Plusieurs personnes observant une même situation au même moment ne vont pas recueillir les mêmes données. En effet, dans le champ perceptif qui s'offre à vous, vous sélectionnez un petit nombre d'informations. Cette sélection peut se faire à partir d'une décision de limiter le champ d'observation et/ou en fonction de votre expérience antérieure.

Notre histoire, notre vécu jouent un rôle prépondérant dans la sélection que nous opérons en observant une situation, et c'est pour cela que plusieurs personnes observant la même situation ne vont pas recueillir et ou accueillir les mêmes données.

Continuons notre exemple : la discussion a duré et les enfants ne sont pas arrivés à se mettre d'accord. Chaque enfant reste sur son point de vue. En fait, chacun a vu ce qu'il avait envie de voir, et n'a pas vu ce qu'il ne voulait ou ne pouvait pas voir. Chacun s'est créé une réalité qui lui appartient ; c'est sa réalité, sa vérité. Chacun interprète la situation observée et traduit, avec et à travers son langage, une réalité qui est pour partie la sienne, en lien avec son histoire de vie. Cette réalité construite par le sujet est porteuse de messages et de visées.

Le chercheur en tant que professionnel de l'observation interroge d'un point de vue méthodologique son rapport implication/ distanciation avec l'objet, le sujet, la situation observée.

Pour J.M. De Ketele, « observer est un processus incluant l'attention volontaire et l'intelligence, orienté par un objectif terminal ou organisateur et dirigé sur un objet pour en recueillir des informations » (1980, p. 27). L'objectif a alors pour mission d'orienter la sélection des informations : plus celui-ci est clair et précis, plus l'acte de sélection est facilité et laisse peu de place à la subjectivité de l'observateur. Plus la situation à observer est complexe, faisant entrer une pluralité d'éléments imbriqués, plus l'acte de sélection est difficile et ouvre le champ de l'influence de l'observateur et de sa perception, de sa subjectivité, dans l'observation.

Les variables d'influence

Les variables d'influence – que certains appellent les biais – désignent les éléments qui peuvent faire varier les données recueillies et accueillies lors d'une observation. Elles ne sont pas contrôlées par le chercheur, c'est-à-dire qu'il ne lui est pas possible de repérer statistiquement le sens dans lequel elles font varier le recueil des données.

- **L'histoire de l'observateur**. Dans l'ensemble du champ perceptif qui s'offre à nous, nous sélectionnons des éléments. L'acte de sélection est en partie orienté par notre histoire, notre éducation, et l'ensemble du processus qui a participé à nous construire en tant qu'être social et singulier. « Les premières opérations cognitives de l'observateur sont liées à une première forme d'activation du cadre de référence global dont dispose l'observateur (schémas d'analyse, connaissances, expériences), lors du premier contact avec la situation » (J. Massonnat, 1987, p. 35). Le vécu de l'observateur entraîne un effet de congruence ou de contraste, selon la distance entre ce qui est observé et les expériences antérieures de l'observateur.

❑ **La présence de plusieurs stimuli en même temps**. En effet, lorsque vous menez une observation, les stimuli ne se produisent pas les uns après les autres. L'acte de sélection est donc rendu plus difficile, et un stimulus peut mobiliser notre attention au détriment d'autres qui arrivent en même temps.

❑ **La répétition de certains stimuli.** Un stimulus peut se répéter plusieurs fois et entraîner ainsi :

- soit l'augmentation de la sensibilité de l'observateur. Votre attention est mobilisée sur ce phénomène ;
- soit au contraire, une baisse de votre acuité à être alerte, à noter ces manifestations qui sont devenues pour vous courantes et font partie du décor. La répétition d'un stimulus diminue votre réactivité à celui-ci.

Par exemple, vous observez des ouvriers sur leur poste de travail. L'un d'entre eux tape régulièrement du pied. Que se passe-t-il ? Votre regard peut soit être attiré par ce phénomène – et vous ne voyez alors plus que lui –, soit au contraire ne plus y faire attention, ne plus l'identifier comme donnée.

❑ **La persistance de la perception.** Les premières impressions organisent nos perceptions dans un schéma relativement stable. Nous pouvons dire qu'elles contaminent la suite de l'observation en diminuant notre capacité à saisir les nuances, et même les modifications qui interviennent dans la situation observée. Il en est de même pour notre impression dominante de la situation qui a tendance à être appliquée à l'ensemble des observables. C'est ce qu'on appelle **l'effet de halo.**
Par exemple, vous allez chez des amis pour la première fois et la maison est dans un grand désordre : les meubles sont poussiéreux, du linge traîne un peu partout, il y a des journaux par terre, etc. Vous pouvez ressentir une première impression agréable ou désagréable de désordre. Vous risquez alors d'avoir tendance à qualifier cette situation et à vous attendre à la retrouver lors de vos prochaines visites. En revanche, si lors de votre première visite la maison est en ordre (poussière faite, sol propre voire ciré, etc.), vos attentes lors des prochaines visites seront différentes. Vous seriez peut-être surpris de trouver moins d'ordre et auriez tendance à l'attribuer plus facilement à un impératif quelconque. Vous vous direz peut-être : « ils doivent être surchargés en ce moment ».

- **La focalisation sur les éléments saillants,** les temps forts, sur l'activité... au détriment d'autres moments plus calmes.
- **La présence de l'observateur,** qui peut être perçue comme valorisante. C'est ce qu'on appelle **l'effet Hawthorne**. Il se définit comme un effet d'activation générale chez les personnes observées. Cette activation est liée à la présence de l'observateur, qui est perçue comme valorisante pour les observés. Il a été décrit à la suite d'une recherche réalisée à l'usine Hawthorne de la Western Electric Compagny.

  Description de l'effet Hawthorne : deux chercheurs observent des ouvrières dans une usine. Dans un groupe, les deux variables observées sont l'augmentation de la lumière et celle de la productivité. À un certain stade, les observateurs se questionnent sur l'effet de cette variable lumière et inversent alors le degré de lumière. Ils baissent la lumière, et cependant la productivité continue à augmenter, jusqu'à une certaine limite d'éclairage, bien évidemment. Les premières données observées sont donc interrogées et l'effet de la variable lumière remis en question. En fait, les résultats étaient davantage à attribuer à la présence des observateurs – perçue comme valorisante par les ouvrières – qu'à l'augmentation de la lumière.

  En effet, votre présence en tant qu'observateur peut produire des effets liés à la valorisation, comme nous venons de le voir, mais aussi, parfois, à l'impression d'être contrôlé. Le sentiment de contrôle peut provoquer :

  - soit une conformation des sujets observés aux normes prônées par l'institution ou le système dans lequel ils sont observés ; le sujet peut dès lors s'appliquer à changer ses habitudes pour donner une image positive de lui ;
  - soit parfois à une démarche d'opposition aux normes amenant, au contraire, la personne à moins les pratiquer que d'habitude, le message adressé étant alors celui de l'impossibilité d'être conforme.

Si la présence de l'observateur dans une situation observée produit des modifications plus ou moins importantes de comportement, cet effet s'amenuise en général avec le temps. D'où la nécessité de répéter les moments d'observation. Certains effets sont davantage identifiables comme, par exemple, le type d'information donné au départ ou le statut de l'observateur et de ses caractéristiques (sexe, âge, habits).

Les différents types d'observation

Une observation peut être globale ou focalisée.

L'observation globale recueille et accueille toutes les données qui se présentent dans une situation. Comme la focale d'un appareil photo, le terme « focalisée » signifie que nous pouvons rétrécir le champ de notre observation afin de la centrer sur un point précis.

Prenons pour exemple l'observation des enfants dans une cours de récréation : l'observation est qualifiée de globale chaque fois qu'il s'agit de noter tout ce qui se passe. L'observation focalisée peut se centrer sur les enfants en activité, ou alors sur la différenciation des enfants actifs et des enfants non actifs, ou encore sur les groupements d'enfants au regard de différentes variables (sexe, types d'activités, etc.). Le degré de focalisation peut être plus ou moins important et varier tout au long de l'enquête. Plus large, l'observation globale permet un relevé plus varié des phénomènes. L'observation focalisée étudie plus précisément une partie de la situation.

Une observation peut être narrative ou attributive.

L'observation narrative s'attache à faire avec précision le récit chronologique des événements et de leurs enchaînements. Elle permet de repérer l'évolution d'une situation, le déroulement de l'action ou des actions. L'outil privilégié est le cahier de bord.

Une observation est qualifiée d'attributive chaque fois que l'observateur effectue un découpage de la réalité par catégories de sens préétablies, et se centre sur le repérage de l'absence ou de la présence d'observables listés en amont. L'outil privilégié est alors la grille d'observation.

Une observation peut avoir une inférence forte ou faible.

Le degré d'inférence est fonction de la marge d'interprétation que se laisse l'observateur. Une observation est dite à faible inférence lorsque l'observateur note scrupuleusement ce qu'il voit et entend. Il se centre sur ce qui est visible et audible. Sa notation est immédiate.

L'observation à forte inférence énonce des intentions, des motifs, des sentiments perçus. Elle attribue une signification à ce qui est observé.

L'observation non inférentielle n'existe pas. Si, pendant fort longtemps, l'observation à faible inférence a été préconisée comme garante d'une certaine rigueur, il n'en est plus de même aujourd'hui. Les deux types d'observation sont intéressants et peuvent être menés simultanément. Il est possible, d'une part de noter scrupuleusement ce que l'on voit, et d'autre part de noter les interprétations qui nous viennent sur le moment.

Le degré d'inférence baisse chaque fois que vous pratiquez le relevé dans l'instant même des données ; il s'élève lorsque la retranscription est différée.

Une observation peut être participante ou non participante.

Dans l'observation participante, l'observateur est présent dans le groupe, et participe plus ou moins aux activités du groupe observé. La durée de l'observation et sa participation dans le groupe permettent aux observés de s'habituer à sa présence, et de reprendre progressivement leur fonctionnement habituel. La situation devient alors de plus en plus naturelle. Le degré de participation de l'observateur peut varier, et fait varier en même temps son implication dans le groupe, ce qui renvoie au rapport implication/distanciation de l'observateur à la situation observée.

L'observation non participante favorise la position d'observateur externe. Le degré d'implication de l'observateur est faible ou du moins à ce qu'il paraît. L'observateur se veut discret, neutre, il interfère le moins possible dans la situation. Il est spectateur de la situation observée. Il tente de se rendre le moins visible possible. Il peut parfois, se cacher derrière une « glace sans tain » par exemple, afin de ne pas influencer le comportement du groupe observé. Le dispositif d'observation est dissimulé.

Une observation peut être longitudinale ou transversale.

L'observation longitudinale étudie un phénomène dans la durée ; l'observation transversale prélève des données sur des périodes, ou des groupes de sujets comparables.

Prenons un exemple : vous souhaitez observer le comportement des vacanciers dans un terrain de camping.

Une observation longitudinale peut se réaliser sur toute la période des vacances d'été, ou alors se centrer sur quelques familles et suivre toute la durée de leur présence au camping. L'observateur peut décider de noter tout ce qui se passe (observation narrative), ou bien la présence ou l'absence de certains observables à l'aide d'une grille d'observation préétablie (observation attributive).

Une observation transversale, pour la même situation à observer, s'organise en choisissant des moments, des temps et des lieux d'observations variés. Les plages horaires d'observation sont établies de manière à recueillir des données fiables sur l'ensemble du phénomène étudié.

Une observation peut être naturelle ou manipulée.

Une observation est dite en situation naturelle chaque fois que les sujets sont observés dans leur milieu naturel. Par exemple lors de l'observation des adolescents dans leur quartier. Elle est dite manipulée, ou créée, lorsque l'observateur introduit un élément nouveau dans le milieu ou aménage la situation ou le lieu pour conduire son observation.

Nous avons dissocié plusieurs types d'observation. Dans les faits une observation peut être :

- + ou – globale **ou** + ou – focalisée ;
- + ou – narrative **ou** + ou – attributive ;
- avec une inférence + ou – forte ou faible ;
- + ou – participante ;
- + ou – longitudinale ;
- en situation + ou – naturelle **ou** manipulée.

Vous pouvez donc opter pour :

- une observation globale, narrative, à forte inférence, participante et longitudinale ; ou alors pour une observation focalisée, attributive, à faible inférence, non participante et transversale ;
- d'autres compositions, en faisant varier le degré de chacune de ces types d'observation : une observation peut être par exemple plus ou moins focalisée ;
- d'autres compositions en croisant les types d'observations.

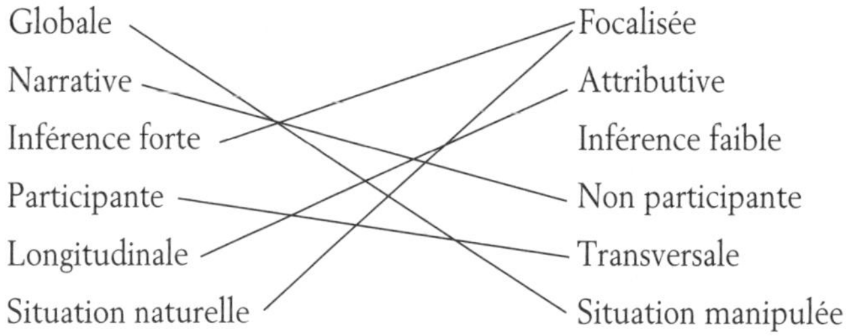

D'autres combinaisons sont possibles.

On qualifie une observation de systématique lorsqu'elle remplit les conditions suivantes :

- ❑ les conditions d'observation sont définies ;
- ❑ les techniques utilisées sont rigoureuses ;
- ❑ les procédures reproductibles.

La grille d'observation

Une grille d'observation « constitue un système d'analyse systématique, intermédiaire entre l'objet observé et sa représentation théorique, dont les règles de sélection et d'attribution de l'information sont rigoureusement définies » (J. Massonnat, 1987, p. 64). Nous distinguons deux grandes techniques pour construire une grille d'observation : la technique des catégories et la technique des signes. Quelle que soit la technique choisie, sa construction est centrée sur un objet d'étude. Plus l'objet est précis, plus la construction est aisée.

La technique des catégories

Il s'agit de construire des grandes catégories de comportement observables et ayant un sens identique par rapport au phénomène étudié. Une catégorie est, selon J. Massonnat, une unité de sens qui justifie le regroupement de plusieurs indices observables. Elle « résulte d'un dimensionnement de la réalité ou explicite une idée directement reliée au concept. Elle doit être intermédiaire et déduite du concept et avoir des correspondants observables » (1987, p. 64). La validité de la grille de catégories se mesure sur les caractéristiques suivantes.

- Les catégories doivent être **exclusives et univoques**, de manière à ce qu'un indice puisse entrer dans une seule catégorie. L'enquêteur doit donc définir de manière précise chacune des catégories, ainsi que les indices qu'elles peuvent regrouper. Cette définition doit être claire et précise, de sorte que plusieurs observateurs puissent classer pareillement leurs indices observables.
- Les catégories doivent être **exhaustives** afin que tous les indices recueillis puissent entrer dans une catégorie.

Par exemple, les comportements verbaux et les comportements non verbaux, constituent deux grandes catégories d'observables qui peuvent être divisées en sous-catégories :

- le sujet et les objets ;
- le sujet et l'espace ;
- le sujet et son corps.

L'observateur note tous les éléments et indices qu'il observe en les intégrant dans les catégories préétablies.

La technique des signes

La technique des signes est plus analytique. Elle consiste à lister au préalable l'ensemble des signes observables, les comportements, activités ou événements caractérisant la variable observée. Ces indices ou signes sont théoriques, hypothétiques et déduits du modèle, de la théorie de définition ou de conceptualisation du phénomène étudié. Ils peuvent ou non se produire pendant la durée de l'observation. L'observateur attend qu'un signe prévu se produise pour l'inscrire dans la grille. Une case « autre » est souvent prévue. Elle permet de noter des indices non prévus, mais que l'observateur juge pertinents par rapport au phénomène étudié. Le degré d'inférence est plus faible que dans la méthode par catégories, hormis pour la case « autre ».

Reprenons l'exemple développé ci-dessus : **construction des signes observables, à partir de la catégorie des comportements non verbaux** (D. Jacobi et C. Simonian, 1987, p. 29).

L'objet de l'observation concerne les manifestations de l'anxiété dans les salles d'attente.

Catégories	Sous catégories	Indicateurs retenus
Non verbal	Le sujet et les objets	1.1 Regards portés sur la montre 1.2 Regards portés vers la porte de consultation 1.3 Bijoux (bagues, colliers, briquet, clés) manipulés 1.4 Revues consultées compulsivement 1.5 Bras du fauteuil tapoté rapidement 1.6 Autres : à décrire
	Le sujet et l'espace	2.1 Se lève et s'assoit 2.2 Change de place 2.3 Marche de long en large 2.4 Se rend aux toilettes 2.5 Autres : à décrire
	Le sujet et son corps	3.1 Agite mains, doigts, pieds 3.2 Se ronge les ongles 3.3 Accentuation de tics 3.4 Lèvres mordues, pincées 3.5 Grimace 3.6 Souffle Soupire 3.7 Rougeur, pâleur 3.8 Traits du visage tendus, fronce les sourcils 3.9 Membres crispés 3.10 Autres : à décrire

Tableau 1 – Les manifestations de l'anxiété dans les salles d'attente

Les grandes étapes de construction d'une grille

❑ Définir l'objet à étudier. Il s'agit là d'une étape essentielle qui permet de cerner l'enquête. Une exploration de la littérature sur le thème étudié est indispensable. Elle permet :
- d'identifier ce qui a déjà été repéré, observé, conclu sur le phénomène ;
- d'en faire l'analyse critique au regard des modèles de lecture, d'analyse et d'interprétation choisis ; mais aussi en fonction de la méthode et du dispositif d'observation utilisés ;
- de choisir d'étudier à nouveau le même phénomène en modifiant le dispositif ou en convoquant d'autres modèles ou théories de lecture.

Définir l'objet à étudier c'est aussi :
- clarifier l'objectif de l'enquête ;
- préciser qui en sont les bénéficiaires ;
- définir la population parente et l'échantillon ;
- justifier du choix du type d'observation, de la méthode et du dispositif d'observation (lieux, terrains, sites d'observations, heures, procédures, démarches, négociations avec les systèmes observés).

❑ Choisir les variables à observer. Une variable est une qualité ou une quantité susceptible de fluctuation. Les variables sont déduites des concepts et de la connaissance que vous avez de la situation à observer. Elles peuvent être choisies aussi à partir d'une pré-enquête menée par une observation globale de la situation et/ou par des entretiens auprès d'un échantillon de la population concernée.

❑ Lister les indicateurs de chaque variable. La procédure est la même que pour le choix des variables. Les indicateurs sont donc déduits de l'approche théorique choisie pour la définition du phénomène.

❑ Trier ces indicateurs et éventuellement les regrouper dans des catégories. Il s'agit alors de se poser les questions suivantes :

- quel est le degré d'utilité de cet indicateur ? Il est difficile de mener une observation si le nombre d'observables est trop élevé, à moins d'être plusieurs observateurs et de construire des sous-grilles d'observation. La pertinence des indicateurs doit prévaloir sur le nombre ;
- est-il directement observable ? Certains indicateurs sont plus difficilement observables, sans la mise en place de certaines conditions (par exemple, l'indicateur « taux d'acidité gastrique » comme indice d'anxiété est difficilement observable ; il nécessite la mise en place d'une sonde gastrique). Une fois les indicateurs non observables ôtés, il est essentiel de se questionner sur la pertinence de l'outil choisi : le listing des signes peut-il toujours prétendre à observer la situation étudiée ? Doit-on changer d'outil, ou le coupler avec un autre outil comme, par exemple, l'entretien ?
- l'indicateur est-il suffisant pour décrire le phénomène ? Demande-t-il à être précisé, dédoublé ?
- quel est son degré d'inférence ? Si tous les observables sont à fortes inférences, quel risque le chercheur prend-il quant à la validité de l'observation ? Est-il possible d'y adjoindre des indices à faible inférence ? L'outil grille d'observation est-il bien adapté ?

❑ **Effectuer un codage.** Attribuer un code spécifique à chaque signe observable. Le codage est nominal ou ordinal.

❑ **Dans le codage nominal,** le chiffre attribué joue le rôle d'étiquette. Par exemple, en ce qui concerne la variable sexe, 1 peut désigner l'homme et 2 la femme.

Le chiffre est arbitraire. Il pourrait être différent, mais reste le même tout au long de l'observation. Il ne peut en aucun cas servir à faire des calculs.

Dans le codage ordinal, le chiffre joue un rôle d'ordre, de hiérarchisation. Il ne peut pas servir à faire des calculs (exemple de codage de l'accentuation des tics : légère = 1 ; forte = 2 ; très forte = 3).

❑ **Tester la grille d'observation.** Comme tous les outils d'enquête, un grille d'observation doit être testée. Le test se réalise auprès d'un échantillon de la population, ou dans une situation analogue. Il est préférable de faire tester la grille par plusieurs observateurs l'utilisant au même moment, dans un même lieu et avec les mêmes personnes à observer, ou dans la même situation. Cela permet de comparer les données recueillies par des observateurs différents et de repérer leurs points d'accord et leurs divergences en ce qui concerne les éléments notés. Le test évalue la précision ainsi que la fiabilité de la grille et des observateurs.

❑ **Contrôler les critères de validité et de fidélité.** La validité de l'outil interroge la pertinence et la finesse des catégories et des indices. Elle s'assure que l'outil et son contenu permettent bien d'étudier l'objet dont il est question. Elle étudie l'influence de l'outil en tant que tel, de son contenu et de sa construction sur les données recueillies.

Le degré de fidélité de la grille est déduit de la stabilité des codages. On peut calculer :

- l'indice accord/désaccord des relevés réalisés simultanément par plusieurs observateurs :

$$\frac{\text{Nombre d'accords total}}{\text{Nbre d'accords total+ Nbre de désaccords total}}$$

  Cet indice varie entre 0 (désaccord total) et 1 (accord total).

  On considère le degré de fidélité correct s'il est = ou > à 8 ;

- l'indice de corrélation entre les données recueillies par le même observateur en début et en fin de journée, ou entre les données recueillies au début de l'enquête et celles recueillies à la fin. Les variations pouvant être liées à la fatigue de l'observateur, à sa familiarité à l'outil, etc.

❑ **Trier et affiner les catégories et indicateurs.** Les données recueillies lors du test de la grille doivent permettre le réajustement des catégories et des indices. Le désaccord entre observateurs peut provenir d'un manque d'univocité des catégories et/ou des indicateurs. Il s'agit alors de choisir un terme plus précis, et/ou de dédoubler la catégorie et/ou d'opérationnaliser l'indicateur.

Exercices pour entraîner ses sens à l'observation

Vous pouvez développer votre habileté à observer par quelques exercices que vous pouvez faire chez vous ou ailleurs.

Pour cultiver votre observation visuelle :

1. Portez une attention volontaire sur un objet, une image, une personne, dans un temps donné (exemple 5 minutes).
2. Dégagez en une impression générale (ex. : forme basse, ronde...).
3. Listez tous les détails.
4. Regardez à nouveau l'objet et comparez-le à vos notes.
5. Refaites cette observation à un autre moment ou demandez à quelqu'un d'autre d'observer la même chose et identifiez s'il y a des écarts.

Pour cultiver votre observation auditive :

1. Bandez vous les yeux.
2. Portez une attention volontaire sur les bruits que vous percevez.
3. Dégagez-en une impression générale (ex : calme, dominante de chants d'oiseaux ou de klaxon, ou de cris d'enfants...).
4. Listez tous les détails de ces bruits : intensité, nature.
5. Refaites cette observation à un autre moment ou demandez à quelqu'un d'autre de faire l'exercice en même temps et identifiez s'il y a des écarts.

Pour cultiver votre observation olfactive :

1. Bandez vos yeux.
2. Demandez à quelqu'un de vous présenter des objets ou des aliments...
3. Dégagez en une impression générale (ex. : odeur agréable ou non, sucrée...).
4. Listez tous les détails de cette odeur : intensité, nature...

5. Essayez de nommer l'objet ou l'aliment.
6. Refaites cette observation à d'autres moments ou à plusieurs et identifiez s'il y a des écarts.

Vous pouvez aussi vous exercer à construire une grille d'observation :

- ❑ choisissez un objet à étudier ;
- ❑ suivez les différentes étapes ; allez jusqu'au test de l'outil ;
- ❑ testez l'outil à deux ou trois observateurs qui observent le même phénomène et au même moment ;
- ❑ comparez le résultat de vos observations ; interrogez vos divergences.

B L'entretien

Introduction

L'entretien est à la fois une situation et un outil de recueil et/ou d'accueil de données. Sa valeur moderne, écrit A. Rey, est « l'échange de paroles et par métonymie le sujet dont on s'entretient... » (1997, p. 701). En tant que situation d'accueil de données, il se caractérise par un espace-temps délimité de rencontre avec l'autre, d'expression de l'autre et d'écoute de ce que l'autre veut bien nous livrer de lui-même. À la fois processus et procédé, il fait appel à la communication entre les êtres. La faculté à communiquer et à échanger des informations est donc un atout indispensable pour réaliser et conduire des entretiens d'enquête. Pour communiquer avec l'interviewé tout au long de l'entretien, il est nécessaire de savoir plusieurs choses.

- ❑ Transmettre à l'interviewé, dans un premier temps, les informations qui précisent l'objet de la demande de l'enquêteur. L'action revient donc à informer l'interviewé sur l'enquête pour laquelle il est sollicité. Il s'agit de lui donner les informations suffisantes et nécessaires pour qu'il puisse décider de sa participation à l'enquête. Les informations doivent être suffisamment claires, précises et explicites. Elles doivent préciser :
  - le cadre de l'enquête (but, finalités, organisme responsable) ;
  - l'objet de l'enquête et son intérêt ;

- les modalités de passation (durée de l'entretien, choix des interviewés, assurance d'un anonymat).

❑ Maintenir le processus de communication entre l'interviewé et l'enquêteur durant toute la durée de l'entretien. Davantage de l'ordre des processus que des procédures, la communication se construit dans un jeu d'influence entre les différents partenaires, quel que soit le type d'entretien (non directif, semi-directif ou directif).

L'enquêteur, en tant que professionnel, doit travailler ces éléments d'influence pour mieux les contrôler. Il ne peut pas cependant avoir la maîtrise absolue de tous les jeux d'influence, car il est un humain et non une machine. Il peut les limiter en travaillant sur la connaissance de soi. L'enregistrement de l'entretien facilite le travail de repérage des jeux d'influence.

La notion d'écoute

L'écoute de l'enquêteur est déterminante dans un entretien. Ecouter c'est d'abord « accueillir favorablement », c'est-à-dire sans *a priori*, c'est « prêter l'oreille à quelque chose » et « prêter son attention à des paroles ». Le mot, la phrase qui sort de moi, en tant que sujet, tente de traduire l'avancée de ma réflexion et de mes émotions. Il est porteur de sens singulier et d'une histoire. Pour B. Jacobi, une des conditions de l'écoute relève d'une privation à l'échange de celui qui est à l'écoute, une acceptation « de ne pas livrer toutes ses pensées, associations, opinions, réactions, sentiments en réponse à ce qui vient d'être énoncé. L'écoute s'accomplit dans un renoncement à l'échange symétrique, ce qui n'implique d'ailleurs pas que les paroles énoncées tombent dans le vide, qu'elles restent sans écho. Abandonner sa pratique de la conversation, de l'aller-retour constant d'un interlocuteur à l'autre oblige à une renonciation déterminante pour le praticien : celle du plaisir de dire. Écouter oblige provisoirement à ne plus s'écouter » (1998, p. 82).

Il s'agit de laisser le sujet s'exprimer pleinement sur la question, d'être à l'écoute de ce qu'il dit, de suivre son discours pour pouvoir reprendre des points clés, repérer les blocages, les désaccords entre le discours et le comportement. Il doit se sentir écouté et vous sentir concerné et intéressé par ce qu'il raconte et présent dans la situation d'entretien. Voici quelques conseils.

- ❑ Votre regard doit être dirigé vers lui, mais vous ne devez pas le regarder avec insistance.
- ❑ Des mouvements de tête, indiquant que vous suivez son discours, peuvent l'inciter à poursuivre, de même que des paroles telles que : *« oui... Bon... Continuez... Je vous écoute... »*.
- ❑ Vous devez éviter tout jugement de valeur, signe d'approbation ou de désapprobation sur la position ou le point de vue de l'enquêté.
- ❑ Effectuez un bref résumé de ce qui à été dit peut l'aider à continuer. Vous prenez cependant le risque de produire un résumé partiel qui peut orienter l'entretien vers un élément qui a retenu votre attention.

Les mimiques utilisées de manière forcée, sont très souvent repérables par l'autre et donc néfastes à l'entretien.

Si écouter est important, il convient aussi d'entendre le discours. Entendre ce qui se dit passe par une attention particulière portée à la parole, au discours de l'autre et à la compréhension du message que le sujet nous adresse. La compréhension relève de l'approche globale du message en reliant ce qui est dit au « non-dit » dans un travail d'interprétation qui se construit avec le sujet et au regard d'une référenciation théorique. L'interprétation n'est pas réservée à l'enquêteur. Le sujet interviewé interprète lui aussi ses propres paroles (c'est-à-dire qu'il leur attribue un sens) au fur et à mesure qu'il parle, de la même manière qu'il interprète la réalité dans laquelle il évolue. Et c'est dans ce travail d'interprétation qu'il peut continuer à cheminer dans la connaissance de soi.

Vous pouvez tester et exercer votre écoute. Menez un entretien de 10 minutes sur un thème plus ou moins polémique, mais qui fait appel à un point de vue et non à une connaissance (exemple de thème : la légalisation de l'avortement). Posez la question suivante à une personne : que pensez-vous de la légalisation de l'avortement ?

- ❑ Écoutez.
- ❑ Enregistrez ce que la personne vous dit, et simultanément prenez des notes.
- ❑ À la fin de l'entretien, en présence de l'interviewé, et sans regardez vos notes, tentez de décrire les points forts de l'entretien, de lister les mots ou expression clés que vous avez retenus, de définir l'impression générale que vous retenez de cette situation d'entretien.
- ❑ Demandez à la personne que vous avez interviewée ce qu'elle a ressenti et quel a été son vécu de la situation. S'est-elle sentie

écoutée, comprise ? A-t-elle pu s'exprimer pleinement ? L'avez-vous souvent interrompue ? Etc.

- Écoutez la bande d'enregistrement et transcrivez-la par écrit.
- Comparez d'une part vos impressions et d'autre part vos deux recueils de données : celui issu de la transcription par écrit de la bande enregistrée et celui pris par des notes en direct.
- Notez les écarts observés.

Le niveau d'information recueilli

À la fois situation de rencontre et outil, l'entretien vise le recueil et/ou l'accueil d'informations contenues dans la biographie d'un sujet, dans son expérience du quotidien. Les données reçues par l'enquêteur sont relatives à l'expression, au point de vue, à la perception d'un sujet sur un phénomène, un événement, une conception des choses et de la vie. L'entretien ne donne pas d'indication directe sur ce que les gens font. Il renseigne sur ce que les personnes perçoivent et/ou pensent en ce qui concerne tel ou tel thème ; ou sur ce qu'elles déclarent faire.

Le message livré par le sujet s'élabore à partir d'informations reçues et transformées par l'expérience, le vécu, l'histoire de la personne avant cette rencontre, mais aussi durant cette rencontre, et tout au long de la situation d'entretien. La personne interviewée livre une réalité construite et qui continue à se construire. L'information transmise ne peut donc en aucun cas prétendre à l'objectivité ; elle est empreinte de la subjectivité de l'interviewé et de celle de l'enquêteur.

L'entretien produit un discours continu d'une personne sur un thème, à condition bien sûr de ne pas sans arrêt l'interrompre avec des reformulations ou des questions, ce qui le transformerait en questionnaire. À la différence du questionnaire, l'entretien laisse la personne s'exprimer sur un phénomène, avec ses mots, son langage. Il ouvre l'espace à la parole. Toute parole est adressée à un autre et en ce sens « s'appuie en dernière instance sur un « qui tu es pour moi, qui je suis pour toi » (F. Flahault, 1978, p. 104). Elle « implique une demande de reconnaissance et une réponse à cette demande » (op. cit., p. 104).

Les facteurs d'influence

L'entretien est un mode de communication qui met en relation, en interaction, deux personnes qui ne se connaissent pas forcément au départ. L'un – l'enquêteur – a une demande, l'autre – l'enquêté – répond à cette demande.

Cependant, nous communiquons tous les jours et nous développons des habitudes, des expériences de communications, qui nous rendent plus ou moins vulnérables et nous mettent sur la défensive face aux questions d'autrui. Nous trions et interprétons les informations reçues. Plus le thème abordé nous intéresse, plus nous sommes impliqués, plus le sujet nous touche et résonne dans notre histoire, plus la communication peut être difficile et source de blocages (que veut-il ? Que faut-il que je réponde ? Que puis-je dire ou non ? Qu'est-il socialement possible d'exprimer ?).

La personne construit des repères de signes observables chez l'enquêteur qui lui indiquent si ses réponses semblent acceptables. Le processus de communication se construit et se poursuit dans les boucles de régulation des sujets en présence. Différents facteurs rentrent en jeu.

L'attitude de l'enquêteur

L'attitude de l'enquêteur influence fortement l'attitude et le discours du sujet enquêté. Son regard, la position de son corps, le langage utilisé, l'intonation de la voix, l'environnement dans lequel se déroule l'entretien, invitent plus ou moins l'autre à se raconter, à s'exposer, à aller plus avant dans ce qu'il est en train d'exprimer. De la même manière, les attitudes, le regard, les mots de l'interviewé influencent le comportement de l'enquêté. C'est à l'enquêteur de repérer, d'identifier ces éléments et d'adapter son comportement, son langage, au public enquêté, de manière à faciliter la communication : la tenue vestimentaire, la coiffure, etc. de l'enquêteur doivent être le plus neutre possible.

« La proximité sociale, définie comme une commune appartenance de l'interviewer et de l'interviewé, à des caractéristiques sociales semblables, facilite l'échange et le dialogue » (A. Blanchet, 1987, p. 93). Le fait que l'interviewer ait le même âge, soit du même milieu, social ou culturel, etc. peut favoriser la communication. Le jeu de projection de la personne enquêtée dans sa relation à l'enquêteur influence son discours, ce qu'elle s'autorise ou non à dire, ce qu'elle va essayer de faire passer à l'autre comme message implicite. Une forte disparité entre l'enquêteur et l'enquêté peut engendrer une difficulté pour la libre expression du sujet. Selon le témoignage de H.H. Hyman (1954), « on peut considérer que la plupart des enquêtes sont, aux États-Unis, conduites par des femmes jeunes, citadines, blanches, instruites, issues de la classe moyenne supérieure, s'adressant à des enquêtés qui sont des hommes non instruits, de statut économique inférieur, souvent noirs ou ruraux. Cela exerce une influence dont certains effets ont pu être mesurés » (cité par M. Grawitz, 1993, p. 587). Quelle valeur accorder alors aux données recueillies dans ces conditions ?

Les opinions et croyances de l'enquêteur

« On s'est toujours méfié de l'influence que pouvaient exercer les opinions de l'enquêteur sur la plan idéologique » nous dit Madeleine Grawitz (op. cit., p. 604). En effet, nos points d'accord ou de désaccord avec l'interviewé peuvent se traduire dans les reformulations faites, dans l'intonation de notre voix, et, bien évidemment, dans l'ensemble de nos gestes, dans la position de notre corps (plus en avant ou plus en retrait, plus détendue ou plus crispée), notre regard approbateur ou désapprobateur, mais aussi dans la sélection des données recueillies, notamment lorsque l'entretien n'est pas enregistré. « C'est ainsi que les enquêteurs favorables aux maisons préfabriquées obtenaient plus de réponses favorables à ce mode de construction que les autres » (op. cit., p.604).

Les *a priori* sur l'enquêté

L'enquêteur peut projeter ses *a priori* sur la personne enquêtée. L'effet d'attente quant à la population qu'il étudie, ses représentations de cette population (quartier d'habitation, milieu social, âge, etc.) peuvent conditionner l'enquêteur à attendre tel ou tel type de réponses de ce public. Les premiers signes observés par l'enquêteur relevant des caractéristiques sociales attendues, les premiers mots et réponses de l'enquêté peuvent accentuer ou contrarier l'effet d'attente, créant ainsi une première impression générale qui peut aussi influencer le déroulement de l'entretien.

L'expression verbale

L'enquêteur doit s'exprimer clairement, éviter de marmonner. Son intonation de voix ne doit être ni trop forte ni trop faible. Les mots utilisés jouent un rôle important dans la compréhension du message et dans la poursuite de l'entretien. Il est conseillé d'utiliser un langage simple et précis, compréhensible par tout un chacun.

Le lieu de l'entretien

Le fait de conduire un entretien dans un bureau ou dans la rue, chez la personne ou sur son lieu de travail ne produit pas les mêmes données. La personne que vous interviewez sur l'évolution des conditions de travail dans la société actuelle ne tiendra pas forcément le même discours si elle est chez elle ou sur son lieu de travail, ou encore dans un café ou un parc. Il importe de choisir le lieu dans lequel vous conduirez l'entretien. Il est conseillé de tenter d'adapter le lieu au but de l'entretien. Vous devez utiliser le même lieu pour l'ensemble des sujets d'un même groupe d'enquête. Vous préférerez, chaque fois que c'est possible, un lieu calme qui favorise la détente.

Le temps réel dont dispose l'enquêteur

Vous devez vous rendre suffisamment disponible pour toute la durée de l'entretien, qui peut parfois légèrement dépasser le temps prévu. Si vous êtes contraint par une obligation personnelle, familiale ou professionnelle, la personne interviewée risque de repérer votre manque de disponibilité et freiner son discours.

Les facteurs externes

Comme nous l'avons vu pour l'observation, tous les stimuli externes jouent d'influence sur le déroulement de l'entretien. Certains peuvent être évités comme le téléphone, les entrées et sorties d'autres personnes : précisez les conditions d'entretien et assurez-vous chaque fois que possible que la personne ne sera pas dérangée. Vous pouvez, après négociation avec la personne, débrancher le téléphone, déconnecter les téléphones portables, et mettre un panneau sur la porte indiquant : « Ne pas déranger ». D'autres facteurs externes sont difficilement contrôlables (klaxons, ambulances, cris, etc.).

Les défenses de la personne enquêtée

La situation d'entretien met en relation deux personnes : l'interviewer qui a besoin de recueillir des données et l'interviewé qui est sollicité pour s'exprimer sur un thème, un phénomène qui lui tient plus ou moins à cœur. Il peut :

- ne pas l'intéresser alors que son opinion nous est pourtant indispensable. Le fait de recueillir uniquement l'opinion des gens très intéressés par le phénomène produit une orientation particulière de l'enquête qui n'est pas forcément recherchée, et constitue donc un biais ;
- fortement l'intéresser et toucher un point douloureux de son histoire, provoquant soit le refus de participer ou de continuer l'entretien, soit des blocages, des détours, des fuites pour ne pas aborder les questions difficiles.

L'enquêté peut aussi modifier sa perception de la réalité pour la rendre plus acceptable ou plus proche de ce qu'il imagine être les attentes de l'enquêteur. Cela peut être d'autant plus fort qu'il trouve l'enquêteur sympathique. Il peut aussi tenir un discours plus provoquant s'il souhaite choquer l'enquêteur.

L'attitude rassurante et respectueuse de l'enquêteur, le climat de confiance qui s'établit au cours de l'entretien, le caractère anonyme annoncé en amont peuvent aider l'enquêté à dépasser ses blocages, ses stratégies d'évitement, de provocation ou de rationalisation.

La notion de respect de l'autre est essentielle : les questions « jusqu'où aller pour recueillir les données nécessaires à mon enquête ? » ou « jusqu'où pousser l'autre pour obtenir les données qui m'intéressent dans le respect de son intimité et la conscience de la souffrance que je peux produire ? » doivent être présentes à l'esprit de l'enquêteur tout au long de l'entretien. La personne interviewée doit pouvoir interrompre l'entretien si elle le souhaite.

Le temps réel dont dispose la personne enquêtée

Comme nous l'avons vu précédemment, il est essentiel d'annoncer le temps réel prévu pour l'entretien, mais il est tout aussi important de s'assurer de la disponibilité de l'enquêté. Si la personne interviewée est pressée par une obligation quelconque (enfants à aller chercher à la sortie de l'école, rendez-vous...), elle risque de se focaliser sur le temps qui s'écoule. Vous devez annoncer la durée de l'entretien et la respecter. Lorsque vous estimez qu'il est possible que la durée réelle dépasse celle qui était prévue, vous devez consulter la personne pour prendre la décision avec elle d'interrompre ou de continuer l'entretien.

La capacité de l'enquêté à se remémorer les informations, les souvenirs, à s'exprimer oralement sur le sujet

En effet, certaines personnes peuvent rencontrer des difficultés à se souvenir, notamment lorsque vous leur demandez de s'exprimer sur un phénomène qui s'est déroulé des années auparavant. Il est important de prendre le temps et d'accepter les détours de discours nécessaires pour que le souvenir revienne à la surface. D'autres peuvent avoir des difficultés à s'exprimer oralement.

La connaissance des facteurs d'influence est importante pour mener un entretien. Cependant, la bonne volonté et l'intention de bien conduire un entretien ne suffisent pas toujours. La formation de l'enquêteur, le développement des capacités méthodologiques, l'entraînement à la conduite d'entretiens, le travail sur la connaissance de soi, le repérage de ses tendances naturelles qui facilitent ou bloquent la communication avec autrui sont des atouts pour développer sa compétence et limiter certains facteurs d'influence.

L'entretien vise la compréhension de ce qui se passe pour l'autre, de son opinion ou de son point de vue sur le phénomène ou le thème étudié. À quel type d'entretien pouvons-nous avoir recours pour collecter les données ?

Les différents types d'entretien

Nous allons différencier les entretiens d'une part sur leur degré de directivité et d'autre part sur les caractéristiques de la situation d'entretien.

Le degré de directivité lors de l'entretien

L'entretien non directif. Dans un entretien non directif, la liberté d'expression de l'enquêté est la plus grande. L'enquêteur pose une question inaugurale, qui lance le thème. La question doit être soigneusement choisie :

- suffisamment ouverte, elle favorise l'expression libre et spontanée du sujet. Elle ne provoque pas une réponse en termes de oui/non, mais incite au développement du discours d'un sujet sur un thème, un phénomène. Il s'agit de trouver le bon stimulus, pour produire du discours sur le thème qui vous intéresse ;
- suffisamment précise, elle donne la direction de l'enquête sans pour autant influencer le type de réponses de l'interviewé.

L'enquêteur écoute attentivement l'enquêté et l'invite à continuer et à développer un aspect peu ou pas approfondi. Il peut éventuellement recentrer le discours de la personne sur le thème de départ.

- **L'entretien semi-directif.** Cet entretien se caractérise par le fait que l'enquêteur identifie en amont les thèmes et sous-thèmes à aborder. L'ordre des sous-thèmes est libre. L'enquêteur invite l'interviewé à approfondir un sous-thème qui se présente dans le discours lorsqu'il n'a pas été spontanément développé. Il prépare des questions qui permettent de recueillir des données concernant les thèmes ou sous-thèmes non abordés.
- **L'entretien directif.** Ce type d'entretien se définit comme un ensemble de questions ouvertes, pré-construites, identiques pour tous les sujets et posées dans un ordre établi à l'avance et immuable. Il se rapproche du questionnaire par le caractère standardisé des questions posées. Il s'en différencie par l'ouverture des questions qui sont construites de manière à produire des réponses relativement courtes et précises.

Les caractéristiques de la situation d'entretien

- **L'entretien en situation d'action.** On utilise le terme d'entretien en situation d'action lorsque l'entretien se déroule dans le lieu habituel de l'action du sujet et au cours de l'action elle-même. Il peut s'agir d'une tâche quotidienne ou exceptionnelle, problématique ou non pour la personne. La tâche est le support de l'expression du sujet sur un type d'action. Les questions posées sont centrées sur l'activité étudiée. Elles visent à amener le sujet à décrire et/ou expliquer (déplier) ce qu'il est en train de faire : comment s'y prend-il ? Qu'est-ce qui le conduit à agir ainsi ? À choisir telle procédure de résolution de la tâche ?
- **L'entretien d'explicitation d'une action.** Cet entretien concerne une situation-action passée ou du moins en dehors de l'activité elle-même. Le sujet décrit une action ou une activité en se fondant

sur sa perception du faire. Nous pouvons utiliser le modèle de Vermersch sur les « informations satellites de l'action » (1994). Les thèmes à aborder lors de l'entretien concernent alors :

- **La dimension procédurale** de l'action qui s'intéresse aux « savoirs pratiques » sur l'action, au « déroulement des actions élémentaires ». L'enquêteur souhaite recueillir de l'information sur les éléments d'enchaînement de l'action ou de l'activité. Qu'est-ce qui a été fait en premier, puis en second ? Il fait en sorte d'amener la personne à décomposer l'action en opérations de plus en plus élémentaires.
- **La dimension contextuelle** centrée sur les circonstances et l'environnement de l'action. Où l'action se déroule t-elle ? À quel moment ? Quels étaient les éléments de la situation ? Y avait-il quelqu'un ? Ou y a-t-il toujours quelqu'un ? Un événement est-il intervenu ? Etc.
- **Le déclaratif**, caractérisé par les « savoirs théoriques », les « consignes » et les « règles » concernant l'action ou l'activité. Le sujet met-il en lien sa pratique avec un savoir théorique ? Énonce-t-il les consignes propres à cette activité ? Les connaît-il ?
- **L'intentionnel** s'intéresse aux buts et sous-buts de l'action : quelles sont les intentions, les motifs qui amènent le sujet à procéder ainsi ? Qu'avait-il l'intention de faire ? Dans quel but ? Pour quelle finalité ?
- **Les jugements :** « évaluations, opinions, croyances ». Comment juge-t-il son action ? L'évalue-t-il ? A-t-il des croyances à ce sujet ?

❏ **L'entretien thématique.** L' entretien thématique consiste à recueillir des données sur un thème précis. Il est semi-directif ou directif et nécessite la préparation d'un guide d'entretien en amont de la rencontre.

❏ **Le récit.** Le récit, en tant qu'histoire orale ou écrite d'un événement, se construit dans l'explication et l'interprétation du sujet se racontant. Il s'agit de déplier le vécu, l'histoire du sujet, le phénomène objet du discours. Ce type d'entretien permet l'approche de l'univers socioculturel de l'interviewé. La conduite de l'entretien est non directive.

Les interventions de l'interviewer

Les questions de relance

Les questions de relance peuvent concerner :

- le contenu s'il s'agit des questions que vous posez pour recueillir davantage d'informations sur un point énoncé (par exemple : « dans quelle situation avez-vous réalisé ceci ? ») ;
- le point de vue ou l'attitude privé du sujet (par exemple : « qu'en pensez-vous ? »).

Prenons un exemple d'entretien.

L'enquêté : «... ***Ils ont enfin compris qu'on est au courant de tout... Enfin ils se réveillent... parce qu'ils croyaient qu'on avait rien vu, qu'on est aveugle peut-être... Ils s'imaginent qu'on comprend rien et qu'on a pas repéré leur petit manège...*** **».**

L'enquêteur : De quoi s'agit-il ?

Cette question de relance a pour but d'inviter la personne à poursuivre, de faciliter la production du discours.

Cependant, si les questions de relance sont trop nombreuses et fréquentes, elles peuvent perturber le déroulement de l'entretien. Les risques encourus sont de :

- mettre fin prématurément au processus de réflexion engagé dans un silence ;
- rompre la linéarité, la fluidité du discours ;
- tansformer l'entretien en interrogatoire.

L'écho ou « miroir »

La technique de l'écho ou du « miroir » consiste à répéter un mot, ou un groupe de mots qui viennent d'être prononcés par le sujet. Le but visé est toujours d'encourager la personne à continuer, à approfondir l'idée exprimée.

L'enquêté : «... ***tout cela importe peu. Il y a une chose qu'il faut savoir, c'est que nous ne partirons jamais d'ici...*** **»**

L'enquêteur : Vous ne partirez jamais ?

L'enquêté : *« Non, nous ne partirons pas, nous ne voulons pas partir. Nous n'avons pas d'endroit d'ailleurs où aller... »*

Le reflet

Le reflet consiste à reformuler un ou des sentiments, un ou des points de vues, en utilisant un préfixe modal.

L'enquêté : *« ... De toute façon, ça ne peut plus durer comme ça. Les patrons ils disent qu'il n' y a plus de travail... mais... enfin.... peut-être que... et puis pour moi, je ne sais pas ce qui va se passer, je ne peux pas imaginer ne plus... »*

L'enquêteur : Vous craignez d'être licencié, de ne plus avoir de travail ?

L'interprétation partielle

L'interprétation partielle est utilisée pour tenter d'exprimer à la personne une attitude non explicite.

L'enquêté : *« ...Vous comprenez c'est toujours aux mêmes qu'on s'en prend, le travail il y en a pour certains et pas pour d'autres... ça ne peut pas continuer comme ça... un jour ça va péter... »*

L'nquêteur (E eur) : Vous êtes en colère, vous trouvez tout cela injuste ?

L'enquêté : *« En colère pas vraiment, enfin ça dépend après qui... mais je trouve tout ça vraiment injuste... »*

La réalisation de synthèses partielles

Il s'agit alors de reformuler une partie du discours. Le risque est de valoriser un aspect et d'orienter le sujet sur cet aspect-là.

L'utilisation d'expressions brèves

Vous pouvez utiliser des expressions brèves. Le but est de marquer l'intérêt que vous portez au discours du sujet, à ce qu'il exprime, votre compréhension de son langage, du message qu'il essaie de faire passer et votre désir de l'entendre poursuivre son propos (exemple d'expressions brèves : je comprends, je vois, oui, etc.).

La complémentation

Il s'agit d'intervenir par anticipation, en complétant un trou dans le discours, afin d'amener un développement complémentaire :

Continuons avec notre exemple d'entretien.

L'enquêté : *« Mon frère est lui aussi... enfin, il travaille aussi. »*
L'enquêteur : Il est jardinier, comme vous ?
L'enquêté : *«Oui, mais il travaille pour la mairie, il a un emploi stable, alors que moi, non. »*

Si l'acquisition de procédures et de techniques d'entretien peut vous aider dans vos pratiques, elle ne peut se suppléer au développement de la compétence *in situ*, par l'expérience au quotidien. Les modalités techniques qu'un enquêteur peut acquérir et développer ne suffisent pas pour être assuré que le sujet s'exprime pleinement. La relation à l'autre n'est pas qu'une question de techniques. Ce serait faire l'impasse sur l'intersubjectivité. Elle relève tout d'abord de la rencontre entre deux personnes. C'est dans l'expérience de la relation à l'autre, de l'écoute de l'autre, et dans le travail sur soi, que l'on peut développer une compétence dans la conduite d'entretien.

Construire un dispositif d'entretien et/ou un guide

Contrairement à ce que pensent parfois les personnes non expérimentées, un entretien se prépare, au risque, sinon, de recueillir des données peu utiles à l'objet de l'enquête.

- ❑ Définissez l'objet à étudier.
- ❑ Élaborez un cadre d'interprétation.
- ❑ Identifiez les variables ou thématiques sur lesquelles vous souhaitez recueillir ou accueillir des données.
- ❑ Définissez les termes du contrat initial de communication (quel est le cadre de l'enquête ? Quel est l'organisme demandeur et l'organisme responsable ? Quel est le but annoncé ? Pour quelles finalités ? Pour quels bénéficiaires ?
- ❑ Établissez les modalités de passation :
  - choix de la population et des sujets ;
  - durée de l'entretien : durée minimale et maximale ;

- procédures d'anonymat ;
- lieu de l'entretien ;
- enregistrement ou prise de notes exhaustives.

❑ Construisez la question inaugurale. Construire la question inaugurale demande toute votre attention, que vous ayez opté pour un entretien directif, semi-directif ou non directif. En effet, c'est elle qui présente à l'enquêté l'orientation à donner à son discours. Elle doit être suffisamment précise pour indiquer le sujet ou le thème sur lequel l'entretien est mené, et suffisamment ouverte pour engager un développement du point de vue du sujet.

❑ Identifiez et définissez les thèmes et sous-thèmes qui doivent être abordés. C'est le cas de l'entretien semi-directif. À partir du travail d'exploration du thème de l'enquête, de la définition de l'objet à étudier, listez quelques thèmes qui font partie du phénomène sur lequel vous souhaitez recueillir des données, puis les sous-thèmes inclus dans le thème.

❑ La construction d'un guide d'entretien est une phase à ne pas occulter pour réaliser un entretien semi-directif ou directif. Construisez des questions ouvertes.

- Dans le cas d'un entretien semi-directif, il s'agit de formuler des questions ouvertes centrées sur les thèmes et sous-thèmes pour lesquels vous souhaitez recueillir des données. Ces questions seront utilisées uniquement dans le cas où l'interviewé ne les aborderait pas spontanément. Il n'y a pas d'ordre établi.
- Dans le cas de l'entretien directif, les questions sont construites à l'avance. Elles sont identiques et posées pour tous les sujets dans un ordre établi et immuable. Vous pouvez, comme dans le questionnaire, préétablir une liste d'indicateurs. Celle-ci vous aidera dans le travail d'analyse de contenu.

Quel que soit le type d'entretien, vos questions doivent être claires, précises, sans ambiguïtés et suffisamment ouvertes pour faciliter l'expression du sujet.

❑ Prévoyez la fin de votre entretien. Une personne a participé à votre enquête et vous a offert son point de vue sur la question, le phénomène étudié. N'oubliez pas de la remercier pour sa participation. Auparavant, vous pouvez lui demander si elle a quelque chose de particulier à rajouter, et comment elle a vécu ce moment. Éventuellement, précisez de nouveau le caractère anonyme de l'exploitation des données et la destruction des bandes d'enregistrement et notes en fin d'enquête. Il est souvent conseillé, qui plus est lorsque la personne le souhaite, d'adresser aux interviewés les résultats de l'enquête.

Les formalités de présentation et de fin d'entretien, la tenue, l'attitude de l'enquêteur sont des éléments de sérieux de l'enquête et de l'organisme que vous représentez. Les personnes sont souvent sollicitées pour des enquêtes et si nous souhaitons qu'elles continuent à participer, à donner de leur temps pour s'exprimer et nous permettre de recueillir leurs points de vue, nous devons faire preuve de professionnalisme.

Exercice pour travailler ses tendances dans la conduite d'un entretien

Vous pouvez vous exercer à conduire un entretien. Pour ce faire :

- ❑ choisissez un thème qui vous intéresse ;
- ❑ conduisez trois entretiens de 20 minutes, en les enregistrant et en prenant des notes ;
- ❑ retranscrivez-les par écrit ;
- ❑ comparez vos notes ;
- ❑ repérez vos interventions et évaluez leur pertinence.

C Le questionnaire

Introduction et généralités

Le questionnaire correspond, par excellence, à la phase quantitative d'une enquête. Il comporte une série de questions ouvertes ou fermées. C'est un outil que l'on choisit chaque fois que l'objet d'étude est cerné et précis. Il n'est pas conseillé de l'utiliser en préenquête. On lui préfèrera l'entretien ou l'observation globale. Il est donc réservé aux domaines bien circonscrits, concernant des faits ou des opinions ne relevant pas de problèmes, d'attitudes ou d'opinions ambiguës ou complexes. En tant qu'outil d'enquête standardisé dans la forme des questions et le plus souvent préformé dans les réponses, le questionnaire restreint considérablement le choix des réponses et donc le type d'information recueillie. Son intérêt est dans la consultation d'un grand nombre de sujets. Il permet aisément les traitements statistiques.

Le niveau d'information recueillie

- **Entre le faire et la perception du faire.** Un questionnaire n'a pas pour but de renseigner sur ce que les gens font, mais plutôt sur ce qu'ils déclarent faire ou sur ce qu'ils pensent faire. C'est un outil qui appréhende la perception des sujets sur leur faire et non le faire directement. Si vous vous intéressez à ce que font les sujets, préférez-lui l'observation directe. C'est une nuance importante, et qui n'a rien à voir, de mon point de vue, avec la confiance que le chercheur ou l'enquêteur donne à quelqu'un en ce qui concerne « la sincérité de ses réponses » M. Grawitz, 1993. Nous déplorons l'abus de langage trop souvent fait par des chercheurs ou enquêteurs dans l'exploitation des questionnaires. Prenons quelques exemples.

  Premier exemple : à la question « combien de fois vous lavez-vous les mains dans une journée ? », la réponse que vous allez faire relève de votre impression quant à une moyenne par jour. Si vous êtes très méthodique, vous allez par exemple vous dire : avant et après chaque repas (petit-déjeuner, dîner, goûter, souper) cela fait 8 fois, mais aussi + chaque fois que je vais aux toilettes, cela fait environ 3 fois + chaque fois que je me salis les mains dans la journée : cela fait entre 2 et 6 fois selon les jours, donc disons 4 fois. La réponse que vous allez donner sera, selon ces calculs : 15 fois.

  Le plus souvent d'ailleurs, vous n'allez pas vous lancer dans ces calculs et votre réponse sera globale, basée sur une impression générale. Vous pouvez alors énoncer 10 fois ou 20 fois. Cela ne remet nullement en cause votre sincérité. Vous êtes sincère et répondez sincèrement selon votre impression, votre perception du moment.

  Comment exploiter les réponses ? Enoncer que tel sujet se lave 15 fois les mains par jour ou que X % des Français ou des Européens se lavent les mains X fois par jour est alors méthodologiquement incorrect. Cela relève d'un abus de langage qui peut conduire à des conclusions erronées et fallacieuses, puisque vous ne savez pas combien de fois réellement les personnes se lavent les mains et vous ne pouvez pas obtenir cette information en dehors d'une observation directe.

Il est en revanche correct, de dire ou écrire : X % des Européens, par exemple, déclarent se laver les mains X fois par jour.

Prenons un second exemple : à la question, « Combien de fois par mois faites-vous vos courses en grande surface ? », la réponse peut paraître plus facile. Cependant, vous allez aussi répondre sur une impression générale : peut-être 1 fois car c'est le plus souvent ainsi, mais parfois vous y allez deux fois et quelques rares mois, 3 ou 4 fois. Alors vous répondez sur une tendance centrale, ou sur ce mois dernier, ou sur l'établissement d'une moyenne.

Bien évidemment, on note ici l'importance de la précision des questions.

Pour répondre à la question, « d'une manière générale, quels sont vos achats ? », vous pouvez construire une liste préétablie de produits, de manière à ce que la personne qui répond n'ait plus qu'à cocher : 0, 1 ou 2, etc., en fonction du nombre de produits qu'elle estime acheter. Mais vous serez toujours sur une perception que la personne a de cette réalité et non sur ce qu'elle achète réellement.

Retenez le principe suivant : **si vous vous intéressez à ce que les gens font, utilisez l'observation, et n'extrapolez pas à partir des réponses à un questionnaire, car les écarts entre une réalité observée et la perception d'un sujet peuvent relever d'hypothèses interprétatives multiples.**

Reprenons le premier exemple du lavage des mains : l'écart peut provenir d'un désir inconscient de donner une image valorisante de soi, ou de la peur de paraître trop propre ou pas assez, ou encore d'un surmoi puissant, ou d'une référence à une norme familiale ou sociale...

- **Entre le destinataire et le ou les sujet(s) répondant.** Le questionnaire écrit ne donne aucune garantie que c'est la personne visée et elle seule qui y a répondu, sauf si l'enquêteur est présent lors de la passation. Prenons un exemple : vous adressez un questionnaire par courrier postal, dans le dessein de recueillir des informations auprès des femmes sur l'évolution de leurs habitudes vestimentaires. Les réponses au questionnaire peuvent être faites par la ou les femmes présentes au foyer (fille, mère ou belle-mère) ou par le mari, ou encore par un des enfants de la femme à qui il est adressé. Il peut aussi, donner lieu à une réponse collective, en famille, etc.

- **La spontanéité des réponses.** En ce qui concerne la spontanéité, le questionnaire n'est pas l'outil le plus performant. Le répondant a la possibilité de lire l'ensemble du questionnaire avant de se lancer dans les réponses. Il peut aussi prendre le temps qu'il souhaite pour chaque question. Certaines personnes répondront en 30 minutes ou moins, d'autres le feront sur plusieurs jours. Si vous souhaitez cependant obtenir des réponses spontanées, il vous reste à organiser des modalités de passation qui y seront favorables : temps délimité et présence de l'enquêteur.
- **Les non-réponses.** À une question complexe ou gênante, l'enquêté peut ne pas répondre ou le faire de façon vague ou biaisée. Se pose alors le problème des non-réponses à une question. Les hypothèses explicatives sont variées et nombreuses. Vous ne pouvez pas conclure que la personne n'a pas de réponse à proposer. Il est possible qu'elle n'ait pas compris la question, ou qu'elle l'ait trouvée embarrassante ou inintéressante. Il lui a été peut-être difficile de choisir une réponse parmi celles proposées. Vous devez donc soigner la forme des questions et des réponses proposées. Vous devez aussi vous assurer que les mots sont compréhensibles par le public auquel vous vous adressez.

  Si le taux de non-réponses à une question est supérieur à 20 %, il y a fort à parier que votre question n'est pas correctement formulée, ou relève d'un point de vue complexe, difficile à exprimer par écrit. Il est alors préférable d'ôter cette question ou de la reformuler.
- **L'anonymat** est un moyen de rassurer l'enquêté et de recueillir des données plus personnelles et sincères. La présence de l'enquêteur diminue le sentiment d'anonymat et il est difficile de savoir si une personne aurait répondu de la même manière sans la présence de l'enquêteur, sauf à comparer deux groupes de sujets : un en passation sans la présence de l'enquêteur et l'autre en passation en sa présence.

La construction du questionnaire

La construction d'un questionnaire et la formulation des questions constituent une phase cruciale dans le déroulement d'une enquête. Toute erreur ou maladresse ou ambiguïté se répercute sur l'ensemble des opérations ultérieures et sur les conclusions de l'étude. Les personnes inexpérimentées peuvent avoir tendance, pour construire le contenu d'un questionnaire, à prendre un papier et un crayon, à s'asseoir devant leur bureau (à moins qu'elles ne choisissent la page blanche d'un fichier à l'ordinateur) ; puis à tenter de lister les questions qu'elles souhaitent poser. Le risque est alors de construire un questionnaire qui n'appréhende pas la totalité du phénomène étudié. Pour éviter cela, nous vous proposons de suivre la méthode suivante. Elle se décline en cinq étapes :

- **la première étape** consiste à définir son contenu ;
- **la deuxième étape** à choisir la forme des questions ;
- **la troisième étape** formule les questions ;
- **la quatrième étape** relève du codage du questionnaire ;
- **la cinquième étape** est celle du test de l'outil.

Nous allons voir plus précisément chacune de ces étapes.

Définir le contenu

Le contenu du questionnaire est déterminé par l'objet d'étude. Pour décider de son contenu :

- ❑ définissez d'abord votre objet d'étude ou de recherche, en vous appuyant sur un modèle ou une théorie de référence ;
- ❑ choisissez les variables à observer par questionnaire. En effet, comme nous l'avons vu précédemment, toutes les variables d'un phénomène ne sont pas forcément à appréhender par un questionnaire ;
- ❑ construisez l'arbre, la structure du questionnaire.

Schématisez l'arbre du questionnaire ainsi :

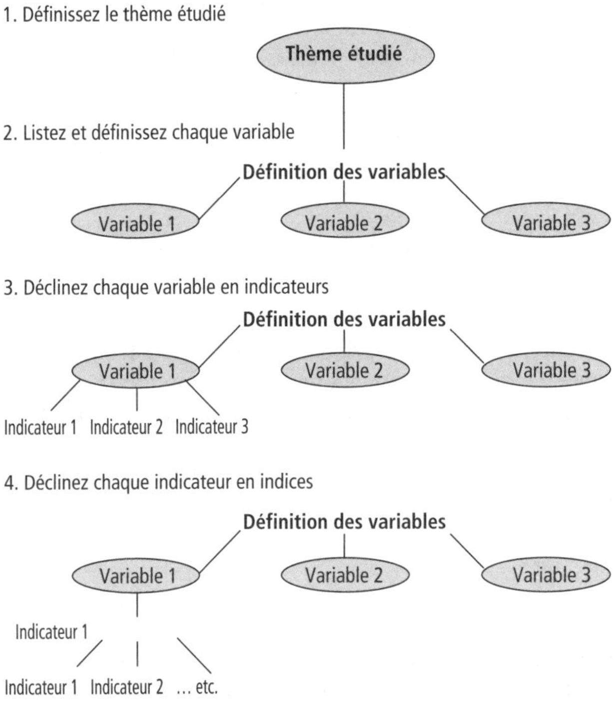

Définition des Indicateurs pour chaque variable

1.1 1.2 1.3 ; 2.1 2.2 2.3 2.4 3.1 3. 2

Définition des Indices de chaque indicateurs

1.1.1 1.1.2 ; 1.2.1 1.2.2 ... 2.1.1 2.1.2..............3.1.1 3.1.2 ; 3.2.1...

Vous pouvez continuer en identifiant les items qui caractériseront le mieux les indices que vous souhaitez recueillir. En fait, il s'agit d'une procédure d'opérationnalisation des variables pour lesquelles vous recherchez de l'information. Cette étape facilite le travail d'élaboration des questions et permet de construire un questionnaire équilibré par rapport au thème étudié. Le risque étant sinon de surreprésenter une variable par rapport à une autre, ou un indicateur par rapport à un autre, et de tirer des conclusions sur une partie seulement du phénomène, ce qui rendrait l'étude peu valide.

Choisir la forme des questions

❑ **Les questions ouvertes.** Leur intérêt est de laisser la liberté à l'enquêté d'organiser la réponse comme il le souhaite. Il peut donner les détails et les commentaires qu'il désire en utilisant son vocabulaire. Ce type de questions soulève pourtant deux difficultés :

- la première est liée au peu de propension à l'écriture des personnes : la difficulté à s'exprimer par écrit, la peur de faire des fautes d'orthographe, le manque d'habitude, etc., engendrent un nombre de non-réponses élevé ;
- la seconde relève du type de traitement des données recueillies. Il s'agit alors d'effectuer une analyse de contenu, comme vous le feriez pour un entretien.

❑ **Les questions fermées ou préformées.** Il s'agit dans ce cas de construire des questions avec des réponses préformées. Le sujet se trouve devant une liste préétablie de réponses parmi lesquelles il lui est demandé d'indiquer celle qui correspond le mieux, voire celle qui s'éloigne le moins de son point de vue. Le choix et la liberté d'expression du sujet sont réduits au minimum.

Inconvénient : la réalité du sujet ne correspond pas toujours aux choix qui lui sont proposés.

Avantage : le traitement est plus facile. Il est standardisé, ce qui amène à les privilégier dans l'outil questionnaire.

Les questions fermées doivent répondre à deux exigences :

- les modalités de fermeture doivent être pertinentes quant à l'objet d'enquête, sans induire les réponses ;
- le chercheur doit s'assurer que le sujet peut choisir une réponse, en étant au plus près de la réalité qu'il souhaite communiquer.

Les différentes modalités de fermeture

Le Oui – Non. Très répandue, cette modalité (OUI/NON) ne correspond que très rarement à la réalité du sujet. En ce sens, elle est, de mon point de vue, à éviter ou à limiter fortement.

Prenons deux exemples :

1. Aimez-vous le chou-fleur ? : OUI ☐ NON ☐

La réponse est difficile pour beaucoup d'entre nous. Nous aurions envie de répondre, si la question était ouverte : « ça dépend qui le cuisine et comment il est cuisiné, peut-être même en présence de qui on le mange ! »

2. Des réunions de services sont-elles organisées ?

OUI ☐ NON ☐

La réponse est aussi difficile. Qu'allez-vous cocher ?

- OUI, si une ou deux réunions ont été organisées cette année et il y a de cela peut-être 8 ou 9 mois ? Vous ne savez pas quand la prochaine réunion aura lieu.
- OUI, parce qu'une de ces réunions, ou cette réunion vous a marqué ?
- NON, parce que vous estimez que c'est insuffisant ?
- Que cocherez-vous si vous répondez au questionnaire juste en sortant de réunion, alors que la fréquence n'est peut-être pas supérieure au cas précédent : OUI ou NON ?

❑ **Les échelles de fréquence nominale.** Il s'agit de préformer les réponses en offrant une hiérarchisation de qualificatifs comme : un peu, beaucoup, passionnément, à la folie, pas du tout...

Faites attention au sens des mots. Les notions « à la folie » et « passionnément » sont porteuses de sens singulier pour chaque sujet. Le terme jamais n'est pas entendu pareillement par différentes personnes. Ecoutez certains enfants ou adultes ou personnes âgées : « tu ne viens jamais me voir », ne signifie pas que vous ne lui rendez **aucune** visite, mais que selon cette personne le nombre de fois ou vous y allez, voir le temps que vous restez est ou sont très **insuffisants.**

Utilisez des termes du même ordre.

Prenons un exemple : que pensez-vous de l'échelle de réponses proposée pour la question ci-dessous : les termes utilisés sont-ils du même ordre ?

Question : quelle possibilité avez-vous actuellement de travailler dans une ambiance d'approbation ? Aucune ? Très petite ? Réduite ? Moyenne ? Bonne ? Très grande ? Le maximum ?

Avez-vous trouvé ?

Le qualificatif « Bonne » n'est pas du même ordre : il peut jouer d'influence et biaiser les réponses.

❑ **Les échelles à repères numériques.** Ces échelles sont intéressantes, elles évitent la polysémie des mots. Elles font parties des échelles ordinales : c'est-à-dire que le chiffre à une valeur d'ordre et ne permet pas de faire de calcul (addition, moyenne...).

Attention 1 : il vous faudra veiller à spécifier ce que doit faire le sujet pour répondre. Par exemple indiquez-lui : « entourez le chiffre choisi ». Si vous ne donnez pas de consignes précises, vous prenez le risque que certaines personnes indiquent leur réponse par une croix :

Par exemple, si la question est : « aimez-vous faire du sport ? »

0 1 2 3 4 5 6

La réponse risque d'être :

0 1 2 3 4 5 6

Vous vous trouvez alors devant la difficulté de traiter cette réponse : est-ce un 3 ou un 4 ?

Attention 2 : si ces échelles sont intéressantes, elles ont cependant un inconvénient : elles ont tendance à renvoyer l'enquêté à une logique de notation ; certaines personnes auront du mal à mettre 0 ou le chiffre maximum !

❑ **Les échelles numériques.** Dans ce type d'échelle, le chiffre utilisé à une valeur numérique et permet de faire des calculs numériques (addition, moyenne...).

Par exemple, si la question est : « combien de verres de vin buvez-vous par jour (de manière habituelle) ? »

○ ○ ○ ○ ○ ○ ○ ○ ○ ○ ○ ○
0 1 2 3 4 5 6 7 8 9 10 + de 10

❑ **Les échelles graphiques.**

Par exemple si la question est : « lorsque vous avez des douleurs lombaires, avec quelle intensité les ressentez vous ? »

– – + +

La personne doit se situer à l'intérieur de l'échelle proposée, allant de — (faible intensité) à ++ (forte intensité). La difficulté à répondre à ce genre de questions réside, pour certaines personnes, dans l'absence de repère. On préfèrera alors donner des repères :

– –   + +
/——/——/——/——/——/——/——/

Rarement   Souvent
/——/——/——/——/——/——/——/

❑ **Le choix par catégories.** Le choix par catégories propose à la personne enquêtée une construction théorique de catégories de réponses possibles.

Par exemple : « le règlement intérieur de l'école vous a-t-il été : »

1. Présenté ou affiché sans possibilité d'en discuter et sans modification au cours de vos études ?................................ ☐
2. Présenté, avec la possibilité d'en discuter, mais sans modification au cours de vos études ?................................ ☐
3. Présenté, sans possibilité d'en discuter, mais modifié au cours de vos études ? .... ☐
4. Présenté, discuté et réajusté en fonction du débat initial ?.. ☐

Les catégories ont été construites de manière à regrouper et croiser un ensemble de caractéristiques possibles.

Attention : cette modalité de fermeture est intéressante. Elle nécessite cependant de construire les catégories de manière à ce que tous les sujets puissent y trouver la réponse qui se rapproche le plus de sa perception de la réalité. Des entretiens menés en préalable permettent d'identifier un type de réalité et facilitent ainsi, le travail de construction des catégories.

❑ **La hiérarchisation.** Il s'agit de demander aux enquêtés de hiérarchiser des réponses préétablies. Par exemple, si la question est : « parmi les sports suivants, lesquels préférez-vous regarder à la télévision ? Hiérarchisez vos réponses » :

– Football
– Tennis
– Cyclisme

- Rugby
- Athlétisme
- Tennis de table
- Handball
- Basket
- Natation
- Ski
- Autres...

Attention 1 : vous devez indiquer au sujet exactement ce qu'il doit faire. La consigne « hiérarchisez vos réponses » est insuffisante, car le sujet peut : soit indiquer 1 au sport qu'il préfère, puis 2 au suivant, etc. ou faire l'inverse en accordant le chiffre le plus élevé à celui qu'il aime le moins regarder à la télévision. Vous devez indiquer des consignes qui précisent si l'enquêté doit se prononcer pour tous les items proposés ou s'il doit en choisir quelques-uns et les hiérarchiser.

Exemple de consignes : « choisissez cinq sports au maximum et hiérarchisez-les en notant 1 pour celui que vous préférez, puis 2 au suivant, et procédez ainsi jusqu'à 5 ».

Attention 2 : dans cet exemple, la personne qui n'aime pas regarder le sport à la télévision ne peut pas répondre ou difficilement, il lui reste alors trois possibilités :

❑ ne pas répondre à cette question ;

❑ mettre 0 devant toutes les réponses ;

❑ noter aucun sport dans la case « Autres »

Ce type de questions nécessite :

❑ soit de poser en amont une question qui permette au sujet d'indiquer s'il lui arrive de regarder ou non du sport à la télévision ;

❑ soit de prévoir une case « aucun sport ».

Attention 3 : le traitement des réponses de la case « Autres ». Imaginez que vous ayez posé correctement cette question. Vous avez adressé le questionnaire à 1 000 personnes et obtenu 300 retours. Trois personnes ont noté dans la case « Autres » : la marche.

Il serait incorrect de votre part d'en conclure que 3 % des personnes aiment regarder la marche à la télévision. Quand bien même ces personnes l'auraient indiquée en premier dans leur hiérarchisation. En effet, vous ne pouvez pas savoir quel score aurait eu ce sport (la marche) si vous l'aviez mis dans vos propositions. Qui sait ? Peut-être le maximum d'ailleurs !

Les données recueillies dans cette case se traitent à part. Par exemple : « parmi les réponses "Autres", nous trouvons 3 personnes qui indiquent aimer regarder la marche à la télévision avec un score maximum ».

La formulation des questions

Pour formuler les questions, l'enquêteur doit anticiper les réactions des personnes interrogées, et tout faire pour que les questions soient compréhensibles aux personnes à qui elles s'adressent. Un questionnaire est un outil rigoureusement standardisé à la fois dans le texte des questions et dans l'ordre de celles-ci.

❑ Les questions posées doivent être claires, précises et univoques, sans ambiguïtés. À des questions imprécises, vous obtiendrez des réponses vagues ; à des questions tendancieuses, vous obtiendrez des réponses biaisées.

❑ Le vocabulaire utilisé doit être clair et précis. Chaque terme doit être compris par tous et de la même manière, de même que chacune des questions.

Samuel Stouffer (cité par Grawitz, 1993, p.624) affirme que « les erreurs d'échantillonnage ou de distribution sont peu importantes, comparées aux variations dues au libellé des questions. Les causes suivantes sont le plus souvent mentionnées :

- Choix des mots .... 74 %
- Mauvaises interprétations .... 58 %
- Erreurs d'échantillonnage .... 52 %
- Insuffisance des méthodes statistiques .... 44 % »

❑ Veillez à la structure logique des questions ; un questionnaire n'est pas un exercice de style littéraire ! N'éloignez pas le sujet de son verbe.

❑ Évitez les doubles négations, voire les simples négations dans les phrases interrogatives. Faites un test : demandez à quelqu'un : « ne voudrais-tu pas venir au cinéma ce soir ? », il va devoir réfléchir pour vous faire une réponse correcte : s'il répond oui, cela signifie qu'il ne veut pas aller au cinéma ce soir, ou pas avec vous ; s'il répond non, cela signifie qu'il veut bien venir au cinéma avec vous.

❑ N'introduisez pas deux idées, voire plus, dans la même question. En effet, la personne aurait du mal à répondre si son avis diffère sur chacune des idées.
Par exemple, à la question : « votre chef de service connaît-il et comprend-il vos problèmes de planning ? »

OUI ☐ NON ☐

Il sera bien souvent difficile de répondre.

- D'une part, le point de vue de l'interviewé peut être que son chef de service connaît, mais ne comprend pas ses problèmes de planning. Logiquement, il devrait répondre non puisque il y a « et » et non « ou ». Mais, dans les faits, il en est souvent autrement ; certains répondants cocheront OUI alors que d'autres, avec la même perception, cocheront NON. Il est, de mon point de vue, préférable de dissocier ces deux questions si elles vous intéressent toutes les deux ; vous aurez ainsi une information plus fiable et plus fine.
- D'autre part, la fermeture par OUI/NON n'aide pas vraiment à répondre, car la réponse que le sujet souhaite faire peut être : « ça dépend des moments, des problèmes que nous avons ; en fait pas toujours, mais parfois, peut-être assez souvent d'ailleurs ».

❑ Pensez à l'influence des termes chargés d'affectivité, de jugement de valeur, de connotations diverses ; ils donnent un sens particulier à la question et donc aux réponses. Par exemple, les questions « faut-il interdire le tabac dans certains lieux ? » et « faut-il autoriser le tabac dans certains lieux ? » ne produisent pas le même type de réponse. À vous de voir !

❑ Les premières questions sont très importantes ; elles indiquent aux personnes enquêtées le style général du questionnaire, le genre de réponse attendu, le thème qui est abordé ainsi que la façon dont il l'est ; elles établissent la relation entre l'enquêteur et l'enquêté.

❑ Si une certaine variété dans la forme des questions permet d'éviter une certaine monotonie, trop de variété peut perturber l'enquêté.

❑ La méthode de dépouillement doit se faire en même temps que la construction du questionnaire, ce qui permet de contrôler la pertinence des questions et bien souvent de les réajuster.

❑ Il est classique de dire que le temps de réponse à un questionnaire ne doit pas excéder 30 à 45 minutes, voire 10 minutes pour un questionnaire oral dans la rue. Cependant, nous connaissons des questionnaires plus longs. Le risque que vous prenez alors est de faire baisser le nombre de retours de questionnaires exploitables. De toute façon, on préférera mettre moins de questions mais s'assurer qu'elles soient pertinentes quant à l'objet d'enquête et exploitables.

❑ Une même question, posée au début ou à la fin du questionnaire, ou après telle ou telle autre question, peut susciter des réponses différentes. Il vous faudra choisir la position et l'ordre des questions. Pour neutraliser l'effet d'ordre, il faudrait combiner 8 ordres différents pour un questionnaire de 26 questions ; néanmoins, la neutralisation n'est jamais complète. La tendance actuelle est de privilégier un ordre constant. Le fait de poser les questions dans un ordre tiré au sort ne neutralise pas l'effet d'ordre ; il en produit un autre ; en outre, on prend le risque d'irriter l'enquêté devant un ordre qui risque de lui paraître anarchique et désordonné.
Il est donc préférable de choisir un ordre qui facilite la lecture du sujet, un ordre aussi naturel que possible, qui donne a l'interviewé l'impression d'un échange. Les questions doivent s'enchaîner les unes aux autres autant que possible.

La méthode de dépouillement et le codage

Les modalités de traitement des questions doivent se construire en même temps. Prenons deux exemples de questions.

Exemple 1.

Avec quelle intensité ressentez-vous vos douleurs ?

– –   + +
/————————————————/

Comment allez-vous traiter cette question ?

❑ Souhaitez-vous regrouper les réponses en trois catégories ?

– –   + +
/——/——/——/——/——/——/

01 02 03

- 01, regroupant ceux qui indiquent ressentir peu de douleur (les réponses dans les deux premières cases) ;
- 02, pour ceux qui déclarent moyennement souffrir ;
- 03, pour ceux qui indiquent une intensité forte (réponses dans les deux dernières cases).

❑ Préférez-vous établir un score ?

– –   + +

/——/——/——/——/——/——/

0   1   2   3   4   5

Allez-vous calculer des moyennes de scores pour l'ensemble des personnes enquêtées ?

❑ Souhaitez-vous croiser cette question avec une autre ? Laquelle ?

Exemple 2.

Les questions sont les suivantes :

1. Des réunions sont-elles organisées pour aborder des problèmes de service ?

Jamais .... ☐
1 fois par an .... ☐
1 fois par trimestre .... ☐
1 fois par mois .... ☐
1 fois par semaine .... ☐

2. Qui y participe habituellement?

Cadres et cadres supérieurs .... ☐
Cadres, cadres supérieurs, infirmières .... ☐
Cadres, cadres supérieurs, infirmières et aides-soignantes .... ☐
Cadres, cadres supérieurs, infirmières, aides-soignantes et ASH .... ☐
Toute l'équipe .... ☐
Autres (précisez) .... ☐

Comment allez-vous traiter la première question ?

Vous pouvez :

- soit les regrouper par catégories (01 regroupant Jamais et 1 fois par an ; 02 pour 1 fois par trimestre ; 03 pour 1 fois par mois ou une fois par semaine) ;
- soit établir un score pour chacune des réponses :
  - Jamais : 0 ;
  - 1 fois par an : 1 ;
  - 1 fois par trimestre : 2 ;
  - 1 fois par mois : 3 ;
  - 1 fois par semaine : 4.

Comment allez-vous traiter la deuxième question ?

❑ Souhaitez-vous établir un score de participation ?

Cadres et cadres supérieurs = 01
Cadres, cadres supérieurs, infirmières = 02
Cadres, cadres supérieurs, infirmières et aides-soignantes = 03
Cadres, cadres supérieurs, infirmières aides-soignantes et ASH = 04
Toute l'équipe = 05

❑ Souhaitez-vous croiser cette question avec la précédente ?

Q1 Q2	0	1	2	3	4
01					
02					
03					
04					
05					

Dans ce cas, vous vous trouvez devant un tableau à 25 cases. Certaines cases ne devraient rencontrer aucune réponse. Les personnes qui ont coché la case « Jamais » n'ont pas dû répondre à la 2e question. Nous nous trouvons donc devant $4 \times 5 = 20$ réponses possibles + 1 (Jamais) = 21. Comment traiter les 21 cases ?

De la même manière que précédemment, vous pouvez établir des catégories de réponses (trois, quatre, cinq catégories ou plus), en regroupant les sujets de plusieurs cases. Vous pouvez aussi isoler le « Jamais ».

Exemple de catégorisations de réponses en cinq regroupements après avoir isolé le « Jamais ».

ex : Q1 Q2	0	1	2	3	4
01		– –	– –	–	–
02		– –	–	+ –	+ –
03		–	+ –	+	+
04		+ –	+ –	+	+ +
05		+ –	+	+ +	+ +

+ + : 3 cases
+ : 4 cases
+ – : 6 cases

– : 4 cases
– – : 3 cases

Retenez que vos catégories doivent être équilibrées. Vous ne pouvez pas avoir plus de moins (–) que de plus (+). Ce serait méthodologiquement incorrect. Il est toléré, cependant, que la case plus ou moins (+ –) soit différente en nombre. Il s'agit là de choix méthodologiques de traitement de données que vous devez pouvoir argumenter en fonction du contexte.

Le fait de procéder ainsi, en construisant les modalités de traitement en même temps que les questions, doit vous permettre d'évaluer la pertinence de vos modalités de fermeture et, si besoin, de les réajuster.

Après avoir construit le questionnaire, il est nécessaire de réaliser un encodage.

La phase d'encodage d'un questionnaire est incontournable pour assurer le traitement des données. Il s'agit d'attribuer un code spécifique à chaque :

- ❑ questionnaire exploitable ;
- ❑ question posée ;
- ❑ catégorie de réponses ;
- ❑ réponse possible.

Les questions ouvertes sont aussi codées, ainsi que les catégories, indicateurs et items de réponses possibles et réelles. C'est-à-dire que des codes peuvent être rajoutés au moment de l'exploitation des données.

Le test du questionnaire

Comme nous l'avons vu pour la grille d'observation, un questionnaire se teste scientifiquement. Il ne s'agit pas de le montrer à des amis, ou à des membres pairs, pour leur demander ce qu'ils en pensent. Le test se pratique sur un échantillon de la population. Il permet d'avoir un retour sur la compréhension et la pertinence des questions. Si vous avez des non-réponses, retravaillez vos questions en ce qui concerne notamment : leur clarté, leur précision, leur forme, le poids des mots que vous utilisez et leur place dans le questionnaire.

Le test permet aussi de repérer la fiabilité des procédures de fermetures des réponses. Si une modalité n'est pas utilisée, interrogez-vous sur sa pertinence. Prenons un exemple : la question suivante se trouve dans le questionnaire que vous venez de tester :

Au cours du stage que vous avez effectué dernièrement, combien de personnes de l'équipe vous ont incité à leur poser des questions ?

Aucune.. ☐
1 ou 2 .... ☐
À peu près la moitié .... ☐
Plus de la moitié .... ☐

Si les résultats sur 50 retours de questionnaires sont les suivants :

Aucune = 10
1 ou 2 = 0
À peu près la moitié = 20
Plus de la moitié = 30

Il semble plus pertinent, dans le cas où votre échantillon test est fiable, d'ôter la catégorie « 1 ou 2 » pour en ajouter une ; ou encore de dédoubler celle « Plus de la moitié ». Vous pouvez alors proposer :

Aucune.. ☐
Moins de la moitié .... ☐
Près de deux personnes sur trois .... ☐
Presque toutes .... ☐

Rappelez-vous qu'une pré-enquête par entretien peut vous être d'une grande utilité pour construire votre questionnaire.

Lors du test du questionnaire, les questions « Autres » sont les bienvenues. Elles permettent de recueillir des items que vous n'avez peut-être pas prévus ou dont vous avez sous-estimé l'importance. En effet, si vous recueillez un nombre significatif de mêmes réponses dans cette case, il vous faudra certainement faire passer cet item dans les catégories pré-établies.

Prenons un autre exemple :

À la question : « parmi les sports suivants, lequel préférez-vous le plus regarder à la télévision ? », le recueil au test indique :

Football..30 %
Tennis..15 %
Cyclisme...03 %
Rugby ....20 %
Athlétisme...03 %
Tennis de table ....01 %

Handball .... 05 %
Basket .... 06 %
Natation .... 04 %
Ski .... 10 %
Autres (marche) .... 03 %

Rien ne justifie que la marche soit dans la catégorie de réponse « autre », alors que le tennis de table obtient un score inférieur.

D Conclusion : le choix d'un outil de recueil de données

La choix d'un outil de recueil de données est une phase importante dans toute recherche ou enquête. Il est déterminant dans le type de données recueillies ou accueillies. Comme nous venons de le voir, chaque outil de recueil de données a ses caractéristiques. Le choix d'un outil se fait au regard de :

- sa pertinence quant à l'objet de l'étude ;
- son ajustement au but de la recherche ;
- son adéquation à la méthode de recherche choisie ;
- sa fiabilité quant au type d'information qu'il prétend recueillir ;
- sa précision d'approche du phénomène étudié ;
- sa pertinence quant à la population étudiée.

Retenez, entre autres, que si vous vous intéressez au faire, l'observation est l'outil le plus approprié. L'entretien et le questionnaire peuvent recueillir des données sur une perception du faire, mais jamais sur le faire en action. Le questionnaire est un outil qui favorise la consultation d'un nombre élevé de sujets.

3

Le traitement des données

A Généralités

Le type de traitement des données est en lien étroit avec la méthode de recherche et l'objectif poursuivi. Les méthodes de recherche expérimentale et différentielle privilégient une approche quantitative des données. Elles peuvent cependant utiliser aussi une approche qualitative de certaines données. En méthode de l'*ethnos* et en méthode historique, les deux approches (qualitative et quantitative) peuvent avoir de l'intérêt. En méthode clinique, c'est le travail d'interprétation clinique qui est central, l'objet de recherche étant le cas clinique. Le chercheur peut parfois être amené à quantifier un phénomène, un élément du discours ou du récit du sujet ou de plusieurs sujets.

Les outils de recueil de données de prédilection d'une approche quantitative sont le questionnaire et la grille d'observation ; cependant, les données recueillies par entretien ou observation globale peuvent aussi en faire l'objet. L'analyse quantitative exige alors la réduction du contenu en énoncés clairs, la construction d'indicateurs, ainsi que leur codage. En ce qui concerne les données recueillies par entretien, il s'agit de quantifier les mots, le discours, le langage des sujets avec toute la symbolique qu'ils comportent. Vous allez ne retenir que l'essentiel du discours en fonction du critère de pertinence puis regrouper les données par catégories, sous-catégories de sens et indicateurs. Vous pourrez alors procéder au codage des indicateurs et calculer des fréquences d'apparition de tel ou tel indicateur, telle ou telle catégorie, telle ou telle unité de sens[1]. Cette approche peut être utile en phase de pré-enquête pour démontrer l'importance d'un phénomène. Elle est aussi utilisée dans la phase centrale d'une recherche :

1. Les outils informatiques d'analyse du discours opèrent par comptage de formes similaires et non de sens. Le travail sur le sens et le regroupement par catégories de sens ne peut être fait que par le chercheur.

- en méthode expérimentale ou historique pour tester une hypothèse ;
- en méthode différentielle pour démontrer la stabilité d'une corrélation ;
- en méthode ethnologique pour quantifier un phénomène.

Le traitement quantitatif d'une variable nécessite son opérationnalisation en différents caractères mesurables (c'est-à-dire qui permettent de prendre de l'information sur son niveau de variation).

B Les niveaux de variations du caractère d'une variable

Nous distinguons trois types d'échelles de mesure d'un caractère d'une variable : Les échelles nominales, les échelles ordinales et les échelles d'intervalles. Chacune de ces échelles a des propriétés différentes et ne permet pas les mêmes types de traitement statistique.

L'échelle nominale

Pour construire une échelle nominale, il s'agit de répartir les observations ou caractères d'une variable en un certain nombre de classes (par exemple : les catégories socioprofessionnelles ; le sexe ; les types de sport). Il n'y a pas d'ordre particulier ou de lien spécifique entre les classes.

Les propriétés d'une échelle nominale sont :

- chaque observation doit rentrer dans une classe et une seule ;
- deux observations appartenant à la même classe sont considérées comme équivalentes ;
- chaque observation doit pouvoir être classée dans une des catégories de l'échelle ;
- chacun des éléments peut être désigné par un nombre (par exemple : homme = 1 et femme = 2) ; la seule propriété des nombres est d'être un code ; il indique des réponses différentes ;
- le nombre de données appartenant à chaque classe constitue l'effectif de cette classe ;

- la distribution des effectifs est le tableau qui représente le nombre d'observations par classe.

L'échelle ordinale

L'échelle ordinale établit une relation d'ordre linéaire entre les observations recueillies ou les caractères de la variable étudiée. Le classement peut se faire par ordre croissant ou décroissant (par exemple : jamais – rarement – parfois – souvent – très souvent – toujours).

Les propriétés d'une échelle ordinale sont :

- les effectifs peuvent être cumulés de façon ordonnée. Il est possible de regrouper jamais et rarement, parfois et souvent, très souvent et toujours ;
- il est possible de comparer n'importe quel sujet, observation ou caractère par rapport à un autre ;
- les caractères n'entretiennent qu'une relation de transitivité (si $A > B$ et $B > C$ alors $A > C$) ;
- les nombres ont la même propriété que pour une échelle nominale et ne sauraient faire l'objet de calcul. Ils servent de code à des échelles de mots (par exemple : jamais = 0, rarement = 1, parfois = 2, souvent = 3, très souvent = 4, toujours = 5) ;
- les distances entre les classes ne sont pas spécifiées ; il n'y a pas de sens alors à calculer une moyenne arithmétique.

Les échelles numériques continues ou discontinues

Dans une échelle numérique, l'intervalle entre deux classes est défini de manière continue ou discontinue.

- **Dans une échelle discontinue,** l'élément ou le caractère observé ne peut prendre que des valeurs numériques isolées (par exemple : « combien d'enfants avez-vous ? » On utilise alors le terme de caractère quantitatif discontinu.
- **Dans une échelle numérique continue** (ou échelle d'intervalle), l'élément ou le caractère observé peut prendre toutes les valeurs

d'un intervalle défini (par exemple : le poids, la taille, etc.). L'intervalle entre 56 et 57 kg est le même qu'entre 72 et 73 kg. La variable est théoriquement continue. Il est possible d'observer toutes les valeurs intermédiaires. Ces échelles peuvent aussi se construire. La mesure proposée doit être continue. Exemple :

– – ——————————————————— + +

C Le traitement statistique des données

La statistique est un ensemble de techniques ou de méthodes qui permettent d'analyser des observations transformées en données. Son objet est donc un ensemble de données concernant un fait. Les techniques ou méthodes auxquelles elle se réfère relèvent des sciences mathématiques et géométriques. Le traitement statistique des données peut s'intéresser à la description d'une ou de plusieurs variables. Chaque variable peut être étudiée séparément. Il s'agit alors d'« analyser la structure de répartition de la population en fonction des valeurs de chaque caractère, pris successivement pour objet » (C. Rosenthal et C. Frémontier-Murphy, 2001, p. 119). La statistique permet aussi de décrire les liaisons observées entre plusieurs variables, c'est-à-dire les liens qui se combinent dans l'évolution des valeurs de différentes variables, ou des différents caractères de plusieurs variables.

Le traitement statistique des données s'appuie toujours sur la statistique descriptive et, suivant le type d'enquête, sur l'inférence statistique.

- **L'analyse descriptive** a pour but de décrire un phénomène en résumant ses caractéristiques quantitatives en quelques nombres.
- **L'inférence statistique** propose de déduire les caractéristiques d'une population parente à partir de l'étude d'un échantillon, ainsi qu'à mettre en évidence le type de relations entretenues par les phénomènes observés, les caractères ou les dimensions d'une ou de plusieurs variables. Elle est incontournable dans la mise à l'épreuve d'une hypothèse de recherche.

L'analyse descriptive des données

Quel que soit l'outil de recueil de données utilisé (observation, questionnaire, entretien), vous pouvez faire appel aux méthodes de traitement des statistiques descriptives : fréquences, pourcentages, courbes de distributions.

- ❑ **L'effectif** indique le nombre de fois qu'une valeur associée à un caractère a été observée.
- ❑ **L'effectif cumulé** correspond à la somme des effectifs dans l'ordre croissant ou décroissant des effectifs dans chacune des valeurs proposées.
- ❑ **La fréquence** est le rapport de l'effectif d'une valeur sur le nombre N de sujets de l'échantillon observée. La somme des fréquences est égale à 1.
- ❑ **La fréquence cumulée** correspond à la somme des fréquences relatives dans l'ordre croissant ou décroissant des fréquences relatives de chaque caractère ou valeur étudié.

Distribution de fréquences

Il s'agit de calculer la fréquence d'apparition d'un caractère d'une variable ou d'une catégorie de réponse et de repérer sa répartition sur l'ensemble des caractères de la variable étudiée.

❑ Tableau de fréquence à un caractère qualitatif

Exemple 1. Lors d'une enquête, les motifs d'entrée aux urgences ont été recensés. L'échantillon est constitué par une population de 126 sujets reçus dans le service d'urgences d'un centre hospitalier.

Motifs d'entrée aux urgences	Code	Effectif	Effectif cumulé	Fréquence
Malaise sur le voie publique	1	18	18	0,143
Douleur thoracique	2	24	42	0,190
Accident de la route	3	36	78	0,286
Angoisses	4	12	90	0,095
Maux de tête violents	5	09	99	0,071
Douleurs abdominales	6	27	126	0,214
Total		126		1

Tableau 2 – Distribution des motifs d'entrée aux urgences

❑ Tableau de fréquence à un caractère quantitatif continu

Exemple 2. Une étude est menée dans un centre de gérontologie sur le niveau de dépendance des personnes hospitalisées. Le niveau de dépendance est mesuré sur une échelle allant de 0 à 10. La population observée est de 120 patients. Les résultats sont représentés dans le tableau ci-dessous.

Niveau de dépendance	Effectif	Effectif cumulé croissant	Fréquence
0	0	0	0
1	2	2	0,017
2	6	8	0,050
3	23	31	0,192
4	11	42	0,092
5	32	74	0,267
6	18	92	0,150
7	12	104	0,100
8	5	109	0,042
9	7	116	0,058
10	4	120	0,033

Tableau 3 – Niveau de dépendance des personnes hospitalisées dans le centre de gérontologie

❑ Tableau de fréquence à deux caractères qualitatifs

Lorsqu'une étude s'intéresse à deux caractères différents ou deux variables différentes dans un même échantillon, il est possible de représenter l'ensemble des observations dans un même tableau. Il s'agit alors de réaliser un tableau à double entrée.

Exemple 3. Une enquête concernant l'alimentation au moment du petit-déjeuner a été effectuée auprès des enfants de 6e d'un collège. La population observée est de 79 sujets. Le recueil de données apporte les éléments suivants (nous considérons qu'il y a alimentation lorsque l'enfant prend au moins une boisson et un aliment solide).

Le tableau ci-dessous croise :

- ❑ la variable « sexe » sur deux modalités : « fille » et « garçon » ;
- ❑ la variable « alimentation au petit déjeuner » sur deux modalités : « alimentation » et « absence d'alimentation ».

Sexe / A.P.D	Filles	Garçons	Total
Alimentation	20	35	55
Absence d'alimentation	9	15	24
Total	29	50	79

Tableau 4 – Alimentation au petit des déjeuners (A.P.D) des enfants de 6ᵉ

- L'effectif des filles déclarant s'alimenter au petit déjeuner est de 20 et la fréquence de :

$$f = \frac{20}{29} = 0{,}690 \ (f = .690)$$

- L'effectif des garçons déclarant s'alimenter au petit déjeuner est de 35 et la fréquence de :

$$f = \frac{35}{50} = 0{,}700 \ (f = .700)$$

- L'effectif des filles et garçons qui déclarent s'alimenter au petit déjeuner est de 55 et la fréquence de :

$$f = \frac{55}{79} = 0{,}696 \ (f = .696)$$

Ces effectifs sont relativement identiques et prêtent à dire que la variable sexe n'est pas discriminatoire dans la prise d'alimentation au moment du petit déjeuner.

Rappelons que la somme des fréquences est égale à 1 : dans l'exemple ci-dessus la fréquence des filles qui s'alimentent au petit déjeuner est de f=.690, celle ne s'alimentant pas est de f = 0,310.

f Al. .690 + f. non. Al. .310 est égal à 1.

- **Le pourcentage**

Le pourcentage est une fréquence calculée sur un effectif supérieur à 100 ou proche de 100, et ramené à 100. Reprenons le même exemple mené sur un plus grand nombre de sujets.

A.P.D \ Sexe	Filles	Garçons	Total
Alimentation	118	335	453
Absence d'alimentation	68	79	147
Total	186	414	600

Tableau 5 – Prise d'alimentation au petit déjeuner des enfants de 6ᵉ

La fréquence des filles déclarant s'alimenter au petit déjeuner est de :

$$f = \frac{118}{186} = .634.$$

Le calcul du pourcentage se fait en multipliant la fréquence par 100 :

$$\frac{118}{186} \times 100 = 63{,}44\ \%$$

Le pourcentage des garçons déclarant s'alimenter au petit déjeuner est de :

$$f = \frac{335}{414} \times 100 = 80{,}92\ \%$$

Les représentations graphiques

La représentation graphique permet d'avoir une vue d'ensemble de la répartition des caractères observés, de repérer les caractéristiques essentielles et de comparer des séries différentes d'observations.

Vous pouvez représenter une distribution de fréquence ou de pourcentage par des graphiques.

Caractères qualitatifs : diagramme en barres ou circulaires

Une représentation en barre est constituée par un ensemble de rectangles, dont la surface est proportionnelle aux effectifs. Un diagramme circulaire est représenté par un cercle partagé en secteurs de surface proportionnelle aux effectifs.

Exemple 4. Voici un diagramme réalisé à partir des motifs de consultation de l'infirmière d'un lycée. L'étude est menée sur l'observation de 624 consultations.

Mal à la tête	Mal au ventre	Blessure pendant le sport	Fatigue	Chute dans la cour
87	108	128	239	62

La calcul des pourcentages donne :

Mal à la tête	Mal au ventre	Blessure pendant le sport	Fatigue	Chute dans la cour
87	108	128	239	62
13,94 %	17,30 %	20,51 %	38,30 %	9,94 %

Tableau 6 – Motif de consultation de l'infirmière du lycée

Une représentation graphique en barre donnerait le schéma suivant

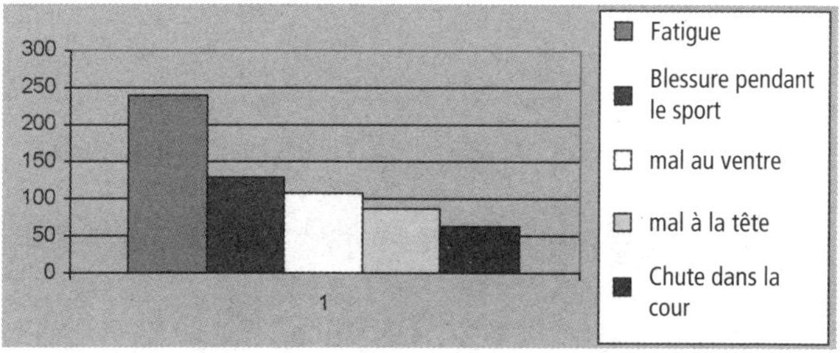

Figure 2 – Répartition des motifs de consultation de l'infirmière du lycée

Vous pourriez avoir à traiter des données plus détaillées.

Exemple 5. Une enquête est réalisée sur le nombre de chutes des patients hospitalisés ces 10 dernières années. La population observée est de 500 patients par an, âgés de 61 à 100 ans. Les données sont les suivantes.

Dates	61 à 70 ans	71 à 80 ans	81 à 90 ans	91 à 100 ans
2002 (1)	99	178	136	87
2001 (2)	76	182	144	98
2000 (3)	83	152	184	81
1999 (4)	105	138	226	31
1998 (5)	153	181	129	37
1997 (6)	138	216	117	29
1996 (7)	209	197	74	20
1995 (8)	181	202	98	19
1994 (9)	96	238	149	17
1993 (10)	105	255	132	08

Tableau 7 – Répartition selon l'âge des chutes des patients hospitalisés

Une représentation graphique en barres de la courbe de distribution pourrait être :

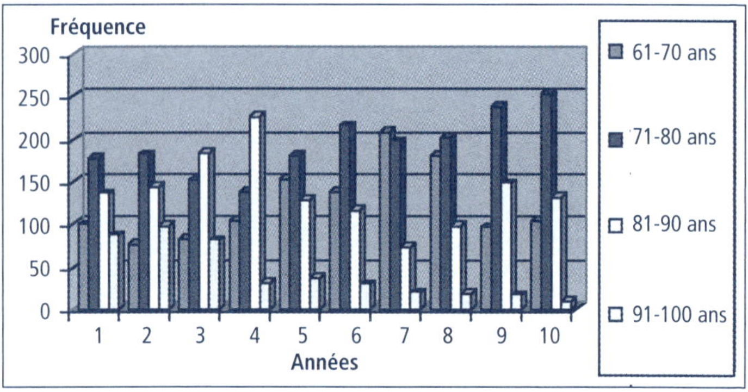

Figure 3 – Fréquence des chutes des patients hospitalisés en fonction de l'âge

Exemple 6. Une enquête sur la situation familiale de 989 adultes d'une ville indique les résultats suivants.

Mariés	Célibataires	Concubins	Divorcés	veufs
356	204	128	239	62

Tableau 8 – Situation familiale des adultes de la ville b.

Une représentation graphique circulaire à secteurs de cette distribution (sous forme de camembert) donne le graphique suivant.

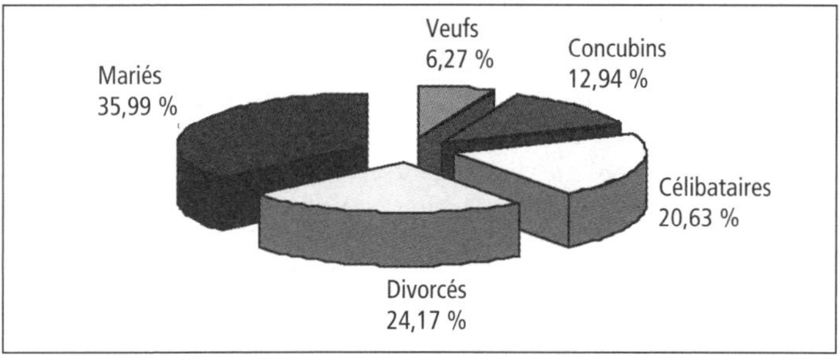

Figure 4 – Représentation graphique de la situation familiale des adultes de la ville b.

Caractères quantitatifs discontinus : Diagrammes en bâtons

Exemple 7. L'échantillon est constitué par la population des familles ayant au moins un enfant en garde à la crèche. Le caractère étudié est le nombre d'enfants par famille. La population observée est de 85 familles. Les données recueillies sont les suivantes :

Nombre d'enfants	1	2	3	4	5	Total
Effectif	26	34	15	8	2	85
Fréquence	0,306	0,400	0,176	0,094	0,023	1

Tableau 9 – Tableau de fréquence du nombre d'enfants par famille

Il s'agit d'un diagramme en bâtons (en abscisse : le nombre d'enfants ; en ordonnée : la fréquence). À chaque valeur du caractère (nombre d'enfants), on dessine une ordonnée de longueur proportionnelle à l'effectif observé.

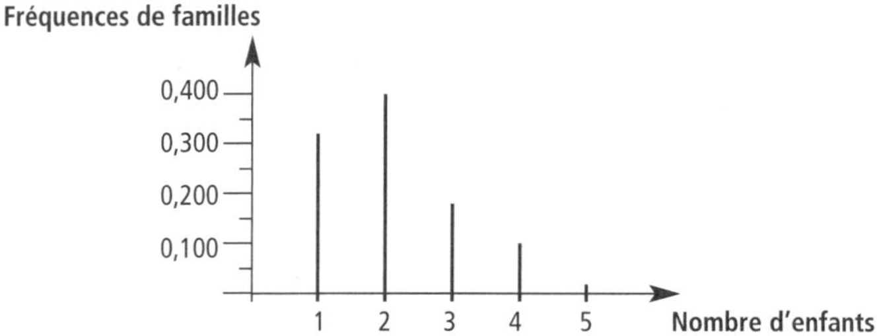

Figure 5 – Diagramme de fréquence du nombre d'enfants par famille

Caractères quantitatifs continus : L'histogramme

Pour construire un histogramme, chaque classe est représentée par un rectangle dont la base est égale à l'intervalle de classe, et la hauteur à l'effectif correspondant. La base du rectangle est proportionnelle aux amplitudes de classes. Lorsque les amplitudes de classes sont égales, la base des rectangles est la même ; lorsque les amplitudes de classes sont inégales, la base est proportionnelle à son amplitude. La hauteur des rectangles doit être proportionnelle à la densité des classes.

Reprenons l'exemple 2. Étude menée dans un centre de gérontologie sur le niveau de dépendance des personnes hospitalisées. La population observée est de 120 patients.

Effectif cumulé croissant : ECC
Fréquence : Fr
Fréquence cumulée croissante: FCC

Niveau de dépendance	Effectif	ECC	Fr	FCC
0	0	0	0	0
1	2	2	0,017	0,017
2	6	8	0,050	0,067
3	23	31	0,192	0,259
4	11	42	0,092	0,351
5	32	74	0,267	0,618
6	18	92	0,150	0,768
7	12	104	0,100	0,868
8	5	109	0,042	0,910
9	7	116	0,058	0,967
10	4	120	0,033	1

Tableau 10 – Niveau de dépendance des personnes hospitalisées dans le centre de gérontologie

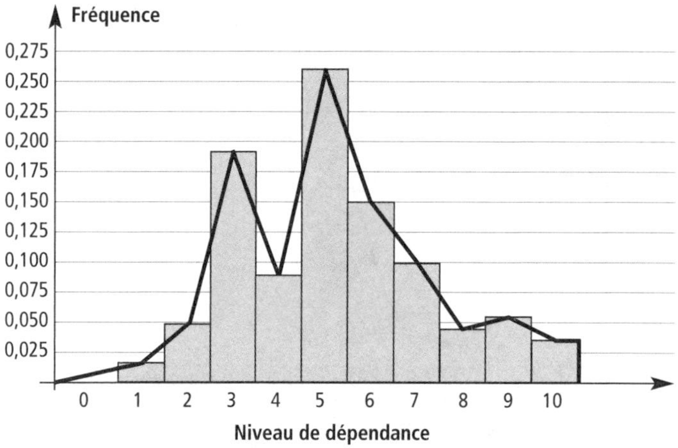

Figure 6 – Histogramme du niveau de dépendance des patients

La ligne qui rejoint les points, dont les abscisses sont les milieux des différentes classes et les ordonnées les fréquences de chaque classe, définit le polygone des fréquences.

Exemple 8. Un centre hospitalier général effectue une enquête sur la distribution des âges des personnes hospitalisées. L'échantillon observé est de 320 patients. Les données sont suivantes :

Classes d'âges	Effectif	ECC	Effectif en %	Amplitude d'années	Densité en % d'années
16 à 30 ans	39	39	12	14 ans	0,86
31 à 40 ans	27	66	8	9 ans	0,89
41 à 50 ans	35	101	11	9 ans	1,22
51 à 60 ans	75	176	23	9 ans	2,56
61 à 70 ans	53	229	17	9 ans	1,89
71 à 112 ans	91	320	28	41 ans	0,68

Tableau 11 – Distribution des âges des personnes hospitalisées

Lorsque l'amplitude des classes est variable, comme dans cet exemple, il est essentiel de calculer la densité des classes. Dans l'exemple ci-dessus, elle relève de la densité par année. L'amplitude des années correspond au nombre d'années concernant chaque classe. La densité en pourcentage par année se calcule dans cet exemple en divisant l'effectif en pourcentage d'une classe avec l'amplitude par année de cette classe. L'histogramme est alors représenté ainsi :

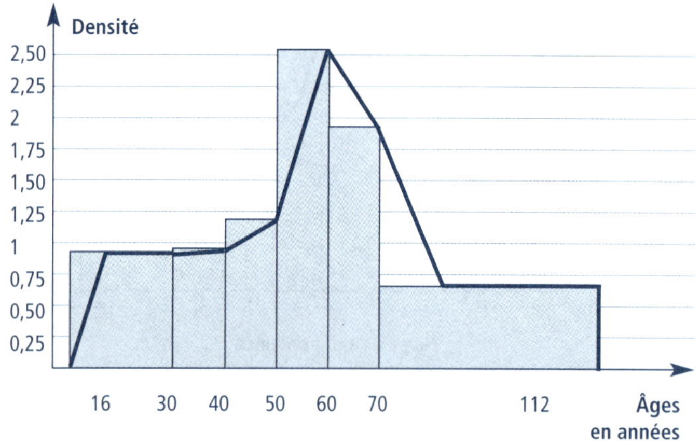

Figure 7 – Histogramme des âges des personnes hospitalisées

Le polygone est construit en reliant les sous-classes d'âges (par tranche de 10 ans).

Les indices de résumé statistique

Les indices de résumé statistique permettent de récapituler les données décrivant une population. Les indices de tendances centrales informent sur les valeurs centrales et dominantes d'une population observée. L'indice de dispersion indique l'étalement des données autour des valeurs centrales.

Les indices de tendance centrale

- **Le mode** correspond à la catégorie de réponse où la valeur d'un caractère est la plus représentée ou bien la fréquence maximale. Il peut se calculer sur une échelle nominale, ordinale ou d'intervalle. Son calcul est x pour lequel n est maximum. La classe comportant l'effectif le plus important est nommée classe modale. Une distribution peut présenter deux modes (on dira alors qu'elle est bimodale) ou plus (pluri-modale).

Reprenons l'exemple 7.

Nombre d'enfants	1	2	3	4	5	Total
Effectif	26	34	15	8	2	85
Fréquence	0,306	0,400	0,176	0,094	0,023	1

Tableau 12 – Fréquence du nombre d'enfants par famille

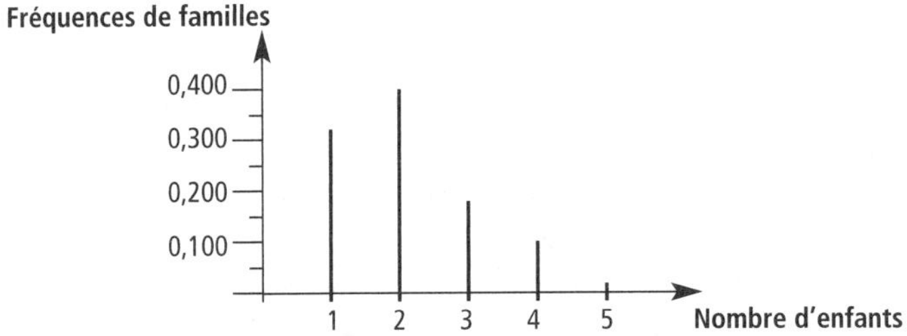

Figure 8 – Diagramme de fréquence du nombre d'enfants par famille

La classe modale est 2. Elle correspond sur le diagramme à la classe la plus représentée, ou celle qui a l'effectif le plus élevé.

❑ **La médiane ou rang médian.** La médiane est la valeur de la variable qui divise l'effectif total en deux parties égales. Pour un ensemble discontinu de *n* valeurs, elle est la valeur centrale de l'ensemble classé si *n* est impair, ou la moyenne des deux valeurs centrales si *n* est pair.
Elle se calcule sur une échelle ordinale ou numérique. Elle nécessite le calcul de l'effectif cumulé croissant ou décroissant. Son calcul est N/2 lorsque le nombre d'observation total (N) est pair et N/2 + 1/2, lorsque le nombre d'observation total (N) est impair.

Exemple 9. Les résultats d'une enquête sur la consommation de tabac menée auprès de 141 élèves en classe de seconde d'un lycée donnent la distribution suivante sur une échelle ordinale.

	Jamais	Une fois par mois	1 fois par semaine	De 1 à 10 fois/ jour	Un paquet par jour	Plus d'un paquet
Effectif	18	03	28	36	45	11
Eff.cumulé	18	21	49	85	130	141

Tableau 13 – Consommation de tabac des élèves de seconde

Le mode qui correspond à la catégorie de réponse ou la valeur est la plus représentée est :

Un paquet par jour
Effectif : 45

La médiane ou rang médian ou catégorie de réponse départageant la population en moitié/moitié.

Son calcul est : $\frac{N}{2} + \frac{1}{2}$ soit $\frac{141 + 1}{2} = 71$

Si 18 + 3 + 2 8+ 36 = 85, le rang médian est donc la catégorie de 1 à 10 cigarettes par jour.

Prenons un exemple de variable quantitative continue.

Exemple 10. Une étude est réalisée sur la douleur des patients arrivant aux urgences suite à un accident de la route. L'échantillon observé est de 139 patients. Les patients se prononcent sur une échelle allant de 0 à 5. Les données sont les suivantes.

Niveau de douleur	Effectif	ECC
0	9	9
1	17	26
2	25	51
3	31	83
4	12	95
5	44	139

Tableau 14 – Niveau de douleur des patients aux urgences suite à un accident de la circulation

La classe modale, en tant que valeur la plus représentée, est 5.

La médiane partage la population en deux parties égales.

Son calcul est $\frac{N}{2} + \frac{1}{2}$ soit $\frac{139 + 1}{2} = 70$

La médiane est à **3.**

Reprenons l'exemple 9. Un centre hospitalier général effectue une enquête sur la distribution des âges des personnes hospitalisées. L'échantillon observé est de 320 patients. Il a été réparti en classes d'âge d'amplitude variable. Les données sont les suivantes.

Classes d'âges	Effectif	ECC	Effectif en %	Amplitude d'années	Densité en % d'année
16 à 30 ans	39	39	12	14 ans	0,86
31 à 40 ans	27	66	8	9 ans	0,89
41 à 50 ans	35	101	11	9 ans	1,22
51 à 60 ans	75	176	23	9 ans	2,56
61 à 70 ans	53	229	17	9 ans	1,89
71 à 112 ans	91	320	28	41 ans	0,68

Tableau 15 – Distribution des âges des personnes hospitalisées

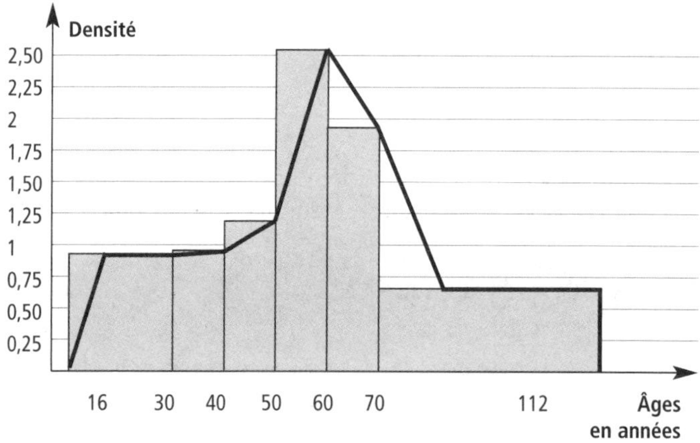

Figure 9 – Histogramme de la distribution des âges des personnes hospitalisées

Le mode est calculé, non pas sur l'effectif, mais sur la densité. La classe modale qui correspond à la classe la plus représentée est alors la classe des 51 à 60 ans.

La médiane qui sépare la population en deux parties égales (320/2 = 160), soit 50 % des effectifs, est la classe des 51 à 60 ans. Pour affiner ce calcul, il est nécessaire d'identifier :

❑ l'effectif total de la population : N = 320 ;

- l'effectif de la classe concernée : $N_i = 75$;
- l'effectif cumulé croissant de la classe concernée $NCC_i = 176$;
- l'effectif cumulé croissant de la classe concernée$_i$ moins une classe : $NCC_i - 1 = 101$;
- la valeur correspondant à la borne inférieure de la classe : $X_i - 1 = 51$;
- l'amplitude de la classe concernée : $A_i = 9$.

La médiane ($M_é$) se calcule selon la formule suivante :

$$M_é = X_i - 1 + A_i \times \frac{N/2 - NCC_i - 1}{N_i}$$

$$\text{soit : } 51 + 9 \times \frac{160 - 101}{75} = 51 + 9 \times 0.79$$

$$M_é = 51 + 7.11 = 58{,}11$$

soit un peu plus que 58 ans.

- **La moyenne arithmétique** est le centre de gravité d'une distribution. Elle ne peut se calculer que sur une échelle numérique.

Sa formule mathématique est $M_x = \frac{\sum n_i x_i}{N}$

- **x_i** désigne la valeur de la classe$_i$ si vous n'avez pas effectué de regroupement et la valeur centrale de la classe$_i$ si vous avez effectué un regroupement.
- **n_i** désigne l'effectif de la classe.
- $\sum$ désigne l'opération qui consiste à faire une somme.

Il s'agit donc dans un premier temps, de calculer le produit $n_i x_i$ pour chaque classe (en multipliant la valeur x_i de chaque classe par l'effectif de cette classe (n_i) ; puis d'effectuer la somme de chacun des produits et de la diviser par N.

Exemple 11. Les résultats d'une enquête auprès de 118 patients fumeurs sur le plaisir procuré par la consommation de tabac, donnent la distribution suivante sur une échelle numérique continue de 0 à +7 :

	0	1	2	3	4	5	6	7
Effectif	0	23	12	25	32	9	3	14
Effectif cumulé	0	23	35	60	92	101	104	118

Tableau 16 – Niveau de plaisir dans la consommation de tabac

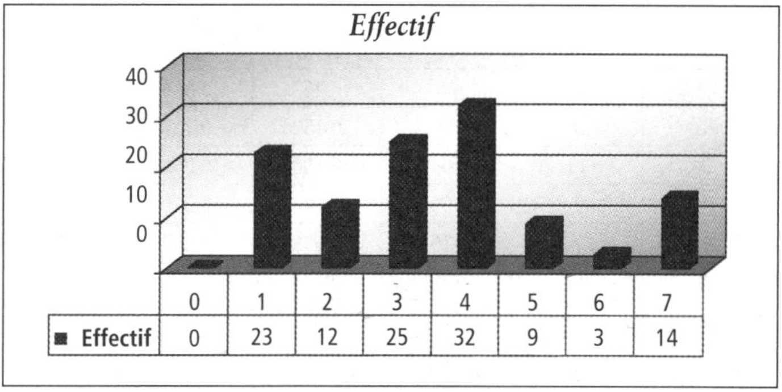

Figure 10 – Diagramme des effectifs de niveau de plaisir dans la consommation de tabac

Le mode qui correspond à la catégorie de réponse ou la valeur la plus représentée est 4 avec un effectif de 32.

La médiane ou catégorie de réponse partage la population en moitié/moitié. Son calcul est $\frac{N}{2}$ soit $\frac{118}{2} = 59$.

La médiane est donc la valeur **3.**

La moyenne : sa formule mathématique est $m = \frac{\sum n_x}{N}$.

Elle est calculée ainsi :

$$\frac{(23\times 1)+(12\times 2)+(25\times 3)+(32\times 4)+(09\times 5)+(3\times 6)+(14\times 7)}{118} = \mathbf{3,48}$$

Reprenons l'exemple 2. L'étude est menée dans un centre de gérontologie sur le niveau de dépendance des personnes hospitalisées. La population observée est de 120 patients.

Effectif cumulé croissant : ECC
Fréquence : Fr
Fréquence cumulée : Fr C

Niveau de dépendance	Effectif	ECC	Fr	Fr C	n_i x_i
0	0	0	0	0	0
1	2	2	0,017	0,017	2
2	6	8	0,050	0,067	12
3	23	31	0,192	0,259	69
4	11	42	0,092	0,351	44
5	32	74	0,267	0,618	160
6	18	92	0,150	0,768	108
7	12	104	0,100	0,868	84
8	5	109	0,042	0,910	40
9	7	116	0,058	0,967	63
10	4	120	0,033	1	40
Total		120	1		622

Tableau 17 – Niveau de dépendance des personnes hospitalisées dans le centre de gérontologie

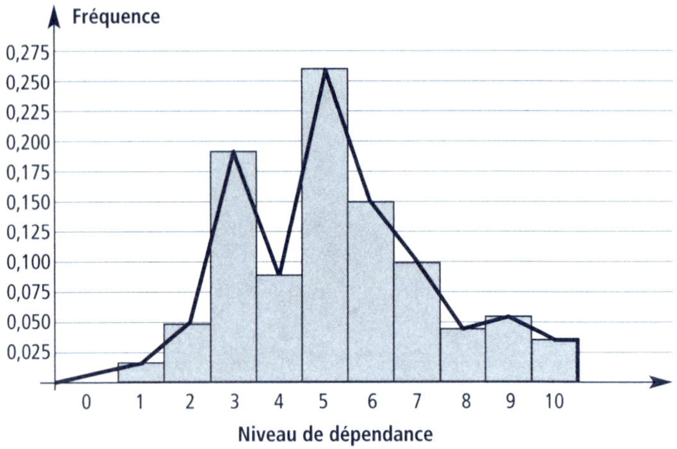

Figure 11 – Histogramme du niveau de dépendance des patients.

Le mode, ou la classe la plus représentée est 5.

La médiane $(\frac{120}{2} = 60)$ est 5.

La moyenne arithmétique est 5,18.

Les indices de dispersion

❑ **Introduction et généralités.** Les indices de dispersion nous renseignent sur l'étalement des données. En effet les données recueillies ne se répartissent pas toujours de la même manière autour de la moyenne. Elle peuvent être plus ou moins étalées. Il s'agit alors de décrire cette dispersion. Nous différencions les notions suivantes.

- **L'intervalle de variation** indique l'étendue du positionnement des données sur les valeurs de la variable ou sous-variable observée. Elle relève de la différence entre la plus grande et la plus petite des valeurs de la variable. Il s'agit alors d'identifier l'écart entre les valeurs extrêmes prises par la variable observée. Il est désigné par le symbole W (étendue ou $W = x_{maxi} - x_{mini}$).
- **L'écart** est la valeur absolue de la différence de deux valeurs de la variable ou du caractère de la variable observée : $|x_i - x_j|$.
- **L'écart moyen** correspond à la moyenne arithmétique des valeurs absolues de l'écart de chaque valeur à la moyenne arithmétique de l'ensemble des données.
- **L'écart moyen relatif** indique le rapport entre l'écart moyen et la moyenne arithmétique de l'ensemble des données.
- **Les quartiles** correspondent aux trois valeurs qui séparent la distribution en quatre parties égales (proportionnelles au nombre d'observations). Le premier quartile est le quartile inférieur, le second correspond à la médiane et le troisième est le quartile supérieur. Ils se calculent sur une échelle ordinale ou numérique de la même manière que la médiane, si ce n'est que la division se fait sur la base de 25 %. La distance ente le premier et le troisième quartile se nomme **écart inter-quartile.**
- **La variance.** On appelle variance d'une série statistique la moyenne de la somme des carrés des écarts par rapport à la moyenne : $(x_i - m)^2$. Elle est désignée par le symbole V.
- **L'écart type** est la moyenne quadratique des écarts des valeurs d'un caractère à leur moyenne arithmétique. La **moyenne quadratique** des valeurs x_i d'un caractère est la racine carrée ($\sqrt{\ }$) de la moyenne arithmétique des carrés de la valeur X_i d'un caractère ou d'une variable. **Plus simplement :** l'écart type est la racine carrée de la variance. On note l'écart type ainsi : σ.

Nous allons expliciter chacune de ces notions, en les reprenant à l'intérieur d'exemples.

Exemple 12. Une enquête est menée sur la gêne occasionnée par la douleur auprès de 435 patients lombalgiques. Les données sont recueillies sur une échelle numérique discontinue de la douleur. Elles sont différenciées sur la variable sexe. Le tableau 18 présente les données recueillies auprès des hommes et le tableau 20 celles recueillies auprès des femmes.

Les résultats, en ce qui concerne la population des hommes (298) sont les suivants.

	0	1	2	3	4	5	6	7	8	9	10
Effectif	06	12	25	12	48	34	27	52	46	29	07
Effectif cumulé	06	18	43	55	103	137	164	216	262	291	298

Tableau 18 – Gêne occasionnée par les lombalgies chez les hommes

Recherchez le mode, la médiane et la moyenne.

Le mode ou valeur la plus représentée est : **7**

La médiane ou valeur qui sépare la population en deux (298/2 = 149) est : 6.

La moyenne est $M = \frac{\sum n_i x_i}{N} = \frac{1\,685}{298} = 5.65$

Calculons l'indice de dispersion.

L'intervalle de variation qui indique l'étendue du positionnement des données sur les valeurs de la variable est :
$10\ (x_{maxi}) - 0\ (x_{mini}) = \mathbf{10}$.

Le premier quartile ou quartile inférieur : $\frac{298 \times 25}{100} = 74.5$. La valeur associée est **4.**

Le troisième quartile ou quartile supérieur : $\frac{298 \times 75}{100} = 223.5$. La valeur associée est 8.

Écart interquartile : 8 – 4 = **4.**

Calculons l'écart moyen qui correspond à la moyenne arithmétique des valeurs absolues de l'écart de chaque valeur à la moyenne arithmétique de l'ensemble des données.

Valeur x_i	Valeur absolue de l'écart à la moyenne : $x_i - m$	Effectif : n	$n_i (x_i - m)$
0	5,65	6	33,90
1	4,65	12	55,80
2	3,65	25	91,25
3	2,65	12	31,80
4	1,65	48	79,20
5	0,65	34	22,10
6	0,35	27	9,45
7	1,35	52	70,20
8	2,35	46	108,10
9	3,35	29	97,15
10	4,35	7	30,45
Total		**298**	**629,40**

Tableau 19 – Gêne occasionnée par les lombalgies chez les hommes : calcul de l'écart moyen

L'écart moyen est donc de : $\frac{629,40}{298} = \mathbf{2.11}$

En moyenne arithmétique, les observations recueillies auprès des hommes en ce qui concerne la gêne occasionnée par les lombalgies s'écartent du score moyen de 2.11

L'écart moyen relatif qui indique le rapport entre l'écart moyen et la moyenne arithmétique de l'ensemble des données est donc de : $\frac{2,11}{5,65} = 0.374$.

Les résultats, en ce qui concerne la population des femmes (137), sont les suivants.

	0	1	2	3	4	5	6	7	8	9	10
Effectif	0	09	02	12	31	25	36	12	10	0	0
Effectif cumulé	0	09	11	23	54	79	115	127	137	137	137

Tableau 20 – Gêne occasionnée par les lombalgies chez les femmes

Le mode ou valeur la plus représentée est 6.

La médiane ou valeur qui sépare la population en deux : $(\frac{137+1}{2} = 69)$ est 5.

La moyenne est égale à :

	0	1	2	3	4	5	6	7	8	9	10
Effectif	0	09	02	12	31	25	36	12	10	0	0
$n_i x_i$	0	09	4	36	124	125	216	84	80	0	0

$$M = \frac{\sum n_i x_i}{N} = \frac{168}{137} = \mathbf{4.95.}$$

L'intervalle de variation est 08 (x_{maxi}) – 1 (x_{mini}) = **7.**

Le premier quartile ou quartile inférieur est : $\frac{137 \times 25}{100} = 34.25$. La valeur associée est **4.**

Le troisième quartile ou quartile supérieur est : $\frac{137 \times 75}{100} = 102.75$. La valeur associée est **6.**

L'écart interquartile est de : 6 – 4 = **2.**

Valeur x_i	Valeur absolue de l'écart à la moyenne : $x_i - m$	Effectif : n	$n_i (x_i - m)$
0	4,95	0	0
1	3,95	9	35,55
2	2,95	2	5,90
3	1,95	12	23,40
4	0,95	31	29,45
5	0,05	25	1,25
6	1,05	36	37,80
7	2,05	12	24,60
8	3,05	10	30,5
9	4,05	0	0
10	4,05	0	0
Total		**137**	**188,45**

L'écart moyen est donc de $\frac{188,45}{137} = \mathbf{1.375}$

En moyenne arithmétique, les observations recueillies auprès des hommes en ce qui concerne la gêne occasionnée par les lombalgies s'écartent du score moyen de 1.375.

L'écart moyen relatif qui indique le rapport entre l'écart moyen et la moyenne arithmétique de l'ensemble des données est donc de :

$$\frac{1.375}{4.95} = 0.278$$

Conclusion : les données sont moins dispersées dans la population des femmes (0.278) que dans celle des hommes (0.375).

Reprenons l'exemple 8. Un centre hospitalier général effectue une enquête sur la distribution des âges des personnes hospitalisées. L'échantillon observé est de 320 patients. La moyenne des âges a été calculée. Elle est à 60.29 ans.

Classes d'âges	Effectif	Effectif en %	Centre de la classe en année X_i	$\lvert x_i - m_i \rvert$	Densité en $Ni \times \lvert x_i - m_i \rvert$
16 à 30 ans	39	12	20	40,29	1 571,31
31 à 40 ans	27	8	35,5	24,79	669,33
41 à 50 ans	35	11	45,5	14,79	517,65
51 à 60 ans	75	23	55,5	4,79	359,25
61 à 70 ans	53	17	65,5	5,21	276,13
71 à 112 ans	91	28	91,5	31,21	2 840,11
					6 233,78

L'écart moyen est donc de $\frac{6\,233,78}{320} = 19.48$

En moyenne arithmétique, les observations s'écartent de l'âge moyen de 19,48 ans.

❑ **La variance.** Dans le cas d'un ensemble de valeurs, la variance est la somme des carrés des écarts à la moyenne divisée par le nombre de valeurs. Elle permet de calculer un indice de dispersion à partir des écarts des différentes valeurs observées par rapport à leur moyenne. Dans les deux distributions des tableaux 18 et 19 concernant la gène occasionnée par les lombalgies, la distribution relative aux données des femmes est moins étalée que celle concernant les hommes. Dans la distribution la plus étalée (celle des hommes), les écarts entre chaque valeur et la moyenne, pris en valeur absolue, seront plutôt importants, alors que dans la distribution la moins étalée (celle des femmes) ils seront moins importants. Pour déterminer ce type de dispersion, on calcule la moyenne des carrés des écarts et cette quantité s'appelle **la variance.**

Sa formule mathématique est : $Vx = \frac{\sum_i n_i (x_i - m)^2}{N}$

Reprenons l'exemple 12.

En ce qui concerne la population des hommes, la moyenne est à 5.65.

Valeur x_i	Effectif : n	Écart à la moyenne : $x_i - m$	$(x_i - M)^2$	$n_i (\lvert x_i - M \rvert)^2$
0	6	– 5,65	31,92	191,52
1	12	– 4,65	21,62	259,44
2	25	– 3,65	13,32	333
3	12	– 2,65	7,02	84,27
4	48	– 1,65	2,72	130,68
5	34	– 0,65	0,422	14,36
6	27	0,35	0,122	3,31
7	52	1,35	1,822	94,77
8	46	2,35	5,522	254,03
9	29	3,35	11,222	325,45
10	7	4,35	18,922	132,45
Total	**298**			**1 823,287**

Tableau 21 – Gêne occasionnée par les lombalgies chez les hommes

En ce qui concerne les hommes, le calcul de la variance donne :

$\sum_i n_i (x_i - m)^2$: $(0 - 5.65)^2 \times \mathbf{6} + (1 - 5.65)^2 \times \mathbf{12} + (2 - 5.65)^2 \times \mathbf{25} + (3 - 5.65^2 \mathbf{12} + (4 - 5.65)^2 \mathbf{48} + (5 - 5.65)^2 \times \mathbf{34} + (6 - 5.65)^2 \times \mathbf{27} + (7 - 5.65)^2 \times \mathbf{52} + (8 - 5.65)^2 \times \mathbf{46} + (9 - 5.65)^2 \times \mathbf{29} + (10 - 5.65)^2 \times 7 = 1823.287$

$$Vx = \frac{\sum_i n_i (x_i - m)^2}{N} = \frac{1\,823,287}{298} = 6,12$$

En ce qui concerne les femmes, la moyenne est à 4.95.

Valeur x_i	Écart à la moyenne : $x_i - m$	$(x_i - M)^2$	Effectif : n	$n_i (x_i - m)^2$
0	– 4,95	24,50	0	0
1	– 3,95	15,60	9	140,42
2	– 2,95	8,70	2	17,40
3	1,95	3,80	12	45,63
4	0,95	0,90	31	27,98
5	0,05	0,0025	25	0,062
6	1,05	1,10	36	39,69
7	2,05	4,2	12	50,43
8	3,05	9,30	10	93,02
9	4,05	16,4	0	0
10	5,05	25,5	0	0
Total				**414,63**

Tableau 22 – Gêne occasionnée par les lombalgies chez les femmes

En ce qui concerne les femmes, le calcul de la variance donne :

$\sum_i n_i (x_i - m)^2$: $(0 - 4.95)^2 \times \mathbf{0} + (1 - 4.95)^2 \times \mathbf{9} + (2 - 4.95)^2 \times \mathbf{2} + (3 - 4.95)^2 \times \mathbf{12} + (4 - 4.95)^2 \times \mathbf{31} + (5 - 4.95)^2 \times \mathbf{25} + (6 - 4.95)^2 \times \mathbf{36} + (7 - 4.95)^2 \times \mathbf{12} + (8 - 4.95)^2 \times \mathbf{10}\ (9 - 4.95)^2 \times \mathbf{0} + (10 - 4.95)^2 \times \mathbf{0} = \mathbf{414.63}$

$$Vx = \frac{\sum_i n_i (x_i - m)^2}{N} = \frac{414,63}{137} = 3,03$$

La variance de la distribution observée chez les hommes (6.12) est nettement supérieure à celle observée chez les femmes (3.03). Cela confirme une distribution de la gêne occasionnée par les lombalgies plus étalée dans la population observée des hommes que dans la population observée des femmes.

- **L'écart type** est le plus significatif des indices de dispersion. Il se calcule à partir de la variance : c'est la racine carré de la variance. Il est exprimé dans la même unité que celle de la modalité étudiée, ou des données. Il est désigné par le symbole σ. Comme pour la variance, la dispersion sera d'autant plus faible que l'écart type est plus petit.

$$\sigma = \sqrt{Vx}$$

Reprenons l'exemple 12.

❑ En ce qui concerne les résultats concernant la population des hommes :

Rappelons la variance : $Vx = \frac{\sum_i n_i (x_i - m)^2}{N} = \frac{1\,823,287}{298} = \mathbf{6{,}12}$

L'écart type de la distribution des valeurs accordées par les hommes (quant à la gêne occasionnée par les douleurs lombaires) est :

L'écart type : $\sigma = \sqrt{6{,}12} = \mathbf{2.474}$

❑ En ce qui concerne les résultats concernant la population des femmes :

Rappelons la variance $Vx = \frac{\sum_i n_i (x_i - m)^2}{N} = \frac{414{,}63}{137} = \mathbf{3{,}03}$

L'écart type de la distribution des valeurs accordées par les femmes (quand à la gêne occasionnée par les douleurs lombaires) est :

L'écart type : $\sigma = \sqrt{3{,}03} = \mathbf{1.740}$

***En conséquence,* la distribution des observations de la gêne occasionnée par les douleurs lombaires est plus étalée dans la population des hommes (σ = 2,47), que dans la population des femmes (σ = 1,74)**

❑ **L'écart type et la courbe de Gauss.** Il est possible d'utiliser la courbe de Gauss pour déterminer la signification d'un écart type. La courbe de Gauss est l'expression géométrique d'une distribution de données qui correspond à la loi dite « normale ». Cette loi est construite suivant un calcul des probabilités selon lequel la distribution sur un nombre important de variables aléatoires suit une répartition dont les propriétés sont :

- les valeurs du mode, de la médiane et de la moyenne sont égales et correspondent à un pic de fréquence ;
- la courbe est symétrique ;
- 68 % des valeurs du caractère sont comprises entre la moyenne moins un écart type et la moyenne plus un écart type ;

- 95 % des valeurs du caractère sont comprises entre la moyenne moins deux écarts types et la moyenne plus deux écarts types ;
- 99,75 % des valeurs du caractère sont comprises entre la moyenne moins trois écarts types et la moyenne plus trois écarts types.

Son résultat correspond à une estimation d'une espérance de distribution théorique. La distribution normale, ou de *La Place-Gauss*, est la distribution de probabilité la plus courante. Sa représentation graphique est la suivante :

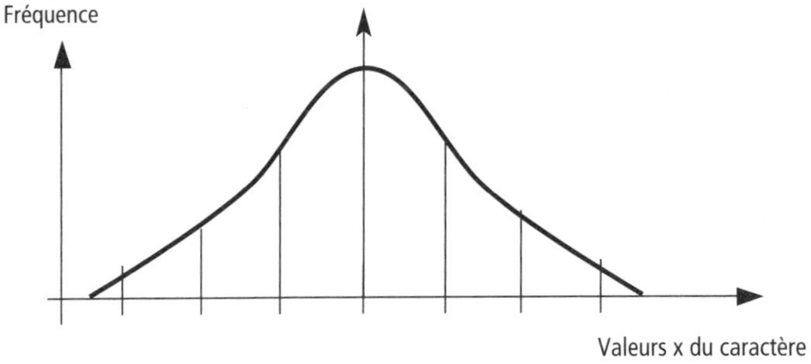

Figure 12 – Courbe de Gauss

Moyenne = mode = médiane

Courbe de Gauss : Distribution à + ou – un écart type de la moyenne

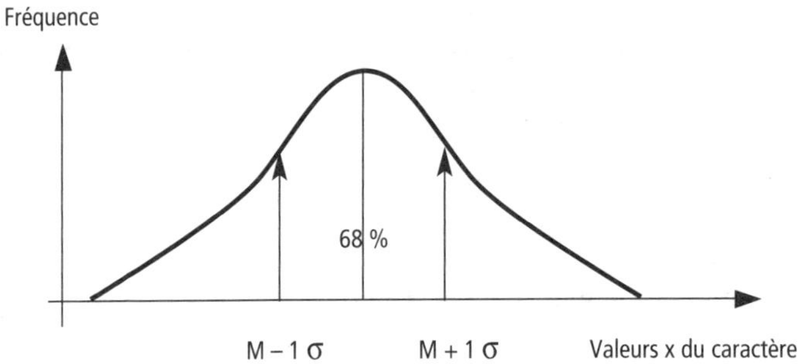

Courbe de Gauss : Distribution à + ou – deux écarts types de la moyenne

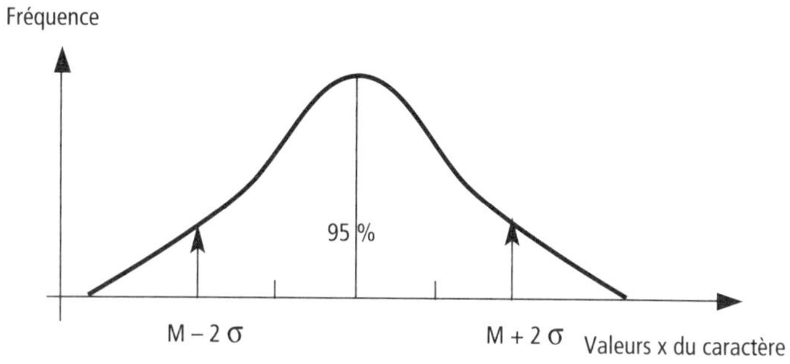

Courbe de Gauss : Distribution à + ou – trois écarts types de la moyenne

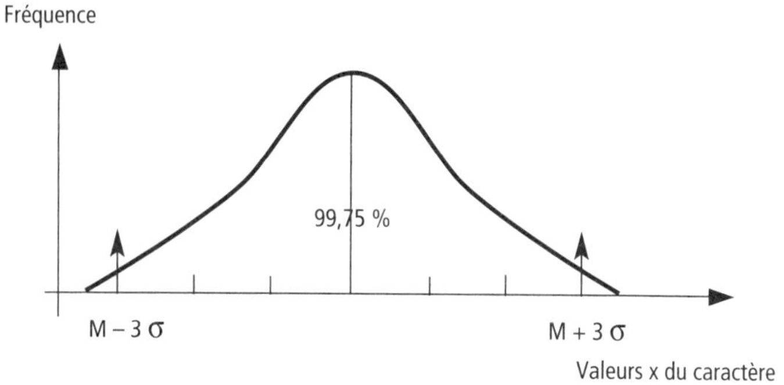

Reprenons l'exemple 2 (*voir p. 162*) quant à l'étude menée dans un centre de gérontologie sur le niveau de dépendance des personnes hospitalisées. La population observée est de 120 patients :

Le mode, ou la classe, la plus représentée est 5.

La médiane ($\frac{120}{2} = 60$) est 5.

La moyenne arithmétique est 5,18.

Niveau de dépendance	Effectif	$x_i - m$	$(x_i - m)^2$	$n_i (x_i - m)^2$
0	0	– 5,18	26,83	0
1	2	– 4,18	17,47	34,94
2	6	– 3,18	10,11	60,66
3	23	– 2,18	4,75	109,25
4	11	– 1,18	1,39	15,29
5	32	– 0,18	0,032	1,024
6	18	+ 0,82	0,67	12,06
7	12	+ 1,82	3,31	39,72
8	5	+ 2,82	7,95	39,75
9	7	+ 3,82	14,59	102,13
10	4	+ 4,82	23,23	92,92
Total	120			507,74

Tableau 23 – Niveau de dépendance des personnes hospitalisées dans le centre de gérontologie.

$$Vx = \frac{\sum_i n_i (x_i - m)^2}{N} = \frac{507,74}{120} = \mathbf{4,23}$$

L'écart type : $\sigma = \sqrt{4,23} = \mathbf{2.06}$

Si la distribution correspondait strictement à la courbe de Gauss, nous pourrions dire que :

- 68 % des personnes ont un niveau de dépendance qui se situe entre – 1 écart type et + 1 écart type. C'est-à-dire :
  4,23 – 2,06 = 2,17
  4,23 + 2,06 : 6,29
- 95 % des personnes, ont un niveau de dépendance qui se situe entre – 2 écarts types et + 2 écarts types. C'est-à-dire :
  4,23 – 4,10 = 0,13
  4,23 + 4,10 = 8,33

L'intervalle moyen I désigne l'écart entre la moyenne – un écart type et la moyenne + un écart type. (M – 1 σ, M + 1 σ). L'intervalle moyen est égal ici à : I = 2,17 ; 6,29.

Il est possible d'affirmer qu'en moyenne les personne hospitalisées dans ce centre de gérontologie ont **un niveau de dépendance qui se situe entre 2,17 et 6,29 sur une échelle allant de 0 à 10**.

Lorsqu'on souhaite mesurer l'importance de l'écart à la moyenne, il est possible d'utiliser l'écart type comme unité de mesure. L'écart type, ainsi mesuré, se nomme écart réduit.

- **L'écart réduit ou Z_i.** L'écart réduit est le rapport de l'écart à la moyenne d'une valeur sur l'écart type. Il permet de définir la position d'une observation ou du caractère d'une variable dans une distribution. Sa formule est :

$$Z_i = \frac{Xi - m}{\sigma}$$

La transformation en écart réduit de l'ensemble des valeurs d'une distribution de moyenne m et d'écart type σ donne ce que l'on appelle une « variable réduite », dont la distribution a pour moyenne 0 et pour écart type 1. Cela permet également de comparer deux distributions d'observations différentes.

Il existe une table de la loi normale qui indique la proportion p des éléments d'une distribution correspondant à un écart réduit z.

Z	P	Z	P	Z	P
.00	.00	1.00	.34	2.00	.48
.10	.04	1.10	.36	2.10	.48
.20	.08	1.20	.38	2.20	.49
.30	.12	1.30	.40	2.30	.49
.40	.16	1.40	.42	2.40	.49
.50	.19	1.50	.43	2.50	.49
.60	.23	1.60	.45	2.60	.50
.70	26	1.70	.46		
.80	.29	1.80	.46		
.90	.32	1.90	.47		

Tableau 24 – Table simplifiée, dans laquelle p indique la proportion d'éléments situés entre la moyenne m + l'écart réduit z et la moyenne m – l'écart réduit z (M. Reuchlin, 1976, p. 102)

Exemple 13. Une enquête a été menée sur la satisfaction des patients à l'hôpital. 2500 personnes ont été consultées le jour de leur sortie. Elles se sont prononcées sur plusieurs items qui ont donné lieux à un score de satisfaction allant de 0 à 20. Les réponses sont distribuées selon la loi normale avec une moyenne à 12 et un écart type à 2,3.

Nous souhaitons savoir quelle est la proportion de patients, dans la population étudiée, ayant un taux de satisfaction :

- ❑ Supérieur à 14 ? Supérieur à 16 ? Inférieur à 10 ? Inférieur à 7 ?
- ❑ Compris entre 12 et 16 ?

Pour répondre à cette question, il faut calculer les écarts réduits de chacune des valeurs qui nous intéressent.

$$Z_i = \frac{Xi - m}{\sigma}$$

❑ Pour le score de satisfaction : 14, l'écart réduit est égal à :

$$Z_i = \frac{14 - 12}{2,3} = 0,87$$

Prenons le chiffre qui se rapproche le plus dans la table simplifiée de l'écart réduit. Pour Z_i à .90 (qui est supérieur à .87), p est à .32.

La proportion de personnes ayant un score de satisfaction supérieur à 14 est égal à 0,50 – 0,32 = 0,18

Nous pouvons dire que 18 % des personnes ont un score de satisfaction supérieur à 14.

Recherchez le résultat dans la table de la loi normale réduite, annexe p. 236) qui est une table plus fine que celle proposée. Elle présente dans la colonne des Z (en abscisse), l'unité de l'écart réduit (ici : .80) et dans la ligne des Z (en ordonnée), les décimales (ici 0,07) vous obtenez, en intersection de l'abscisse et de l'ordonnée une valeur dite α (ici elle est à .384) que vous divisez par deux

pour obtenir la proportion recherchée : $\frac{0,384}{2} = 0,19$, soit 19 %.

❑ Pour le score de satisfaction : 16, l'écart réduit est égal à :

$$Z_i = \frac{16 - 12}{2,3} = 1,74$$

Prenons le chiffre qui se rapproche le plus dans la table simplifiée de l'écart réduit. Pour Z_i à 1.70 p est à .46.

P = .50 – .46 = .04

Nous pouvons dire que 4 % des personnes ont un score de satisfaction supérieur à 14/20.

Si vous recherchez le résultat dans la table de la loi normale réduite, annexe p. 236) qui est une table plus fine que celle proposée, vous obtenez un α à .082 que vous diviserez par deux pour obtenir
la proportion recherchée, soit $\frac{0,082}{2} = 0,04$, soit 4 %.

❑ Pour le score de satisfaction 10, l'écart réduit est égal à :

$$Z_i = \frac{10 - 12}{2,3} = - 0,87$$

Le chiffre qui se rapproche le plus dans la table simplifiée de l'écart réduit. Pour Zi à .90 (qui est supérieur à .87), p est à .32.

La proportion de personnes ayant un score de satisfaction inférieur à 10 est égal à .50 – .32 = 0.18

Nous pouvons dire que 18 % des personnes ont un score de satisfaction inférieur à 10/20.

❑ Pour le score de satisfaction : 7, l'écart réduit est égal à :

$$Z_i = \frac{07 - 12}{2,3} = - 2,17$$

Prenons le chiffre qui se rapproche le plus dans la table simplifiée de l'écart réduit. Pour Z_i à 2.20, p est à .49.

P = .50 – .49 = .01

Nous pouvons dire que 1 % des personnes ont un score de satisfaction inférieur à 07/20.

❑ Combien de personnes ont un score compris entre 12 et 16 ?

12/20 étant la moyenne du groupe, z est égal à 0.

Pour un Z_i compris entre 0 et 1.74, p est à.46. La proportion de la population ayant un score de satisfaction entre 12 et 16 est de 46 %.

L'inférence statistique

Chaque fois que vous souhaitez comparer statistiquement deux groupes de sujets par rapport à leur positionnement sur une variable ou un caractère d'une variable, ou un groupe de sujets avec une distribution théorique, ou que vous souhaitez encore rechercher quel type de relation entretiennent deux ou plusieurs caractères d'une variable, vous devez choisir un test de comparaison. Il existe des logiciels pour saisir et traiter les données. Les tests de comparaison se font automatiquement ou en fonction de votre choix. Cependant, pour choisir un test ou comprendre son résultat, quelques notions sont nécessaires. C'est ce que nous vous proposons dans les chapitres suivants qui abordent pour chacun des tests les fonctions et principes de calcul. Le choix d'un test est déterminé par le type de variables sur lequel vous souhaitez porter la comparaison.

Étude de caractères qualitatifs : Le Chi carré noté χ^2

Le principe du test de comparaison du Chi 2 (χ^2), est le calcul de la distance séparant l'effectif observé de l'effectif théorique.

Sa formule est : $\chi^2 = \sum_{ij} \frac{(O_{ij} - T_{ij})^2}{T_{ij}}$

O indique l'effectif observé.
T indique l'effectif théorique.
i et j indiquent les différentes classes.

En d'autres termes :

- ❑ **Le χ^2 global (d'un tableau à plusieurs cases) est égal à la somme des χ^2 par cases.**
- ❑ **Le χ^2 d'une case est égal à $\frac{(\text{Ef. Ob.} - \text{Ef. Th.})^2}{\text{Ef. Th.}}$**

Prenons un exemple.

Exemple 14. Une enquête, concernant les conduites alimentaires des adolescents au petit-déjeuner, est menée dans le lycée. L'échantillon observé est constitué de 106 enfants de 15 à 18 ans. La distribution des effectifs observés est la suivante.

Type d'aliments / Sexe	Filles	Garçons	Total
Tartines	25	31	56
Céréales	38	19	57
Total	63	50	113

Tableau 25 – Conduite alimentaire des adolescents au petit déjeuner

Ce tableau s'appelle un tableau de contingence. La question est de savoir s'il existe une relation entre la variable sexe et la variable type d'aliments déclarés être pris au petit déjeuner.

La réflexion se mène à partir de l'hypothèse nulle : H = 0. L'hypothèse nulle serait une absence de différence entre le groupe des filles et le groupe des garçons. Il s'agit donc de calculer quel effectif théorique aurait chaque case pour valider l'hypothèse nulle : H = 0.

Le tableau des effectifs théoriques se construit de sorte que les distributions sont identiques, en conservant les valeurs à la marge (elles sont signalées dans le tableau ci-dessus dans les ellipses grisées). Le calcul de l'effectif théorique de chaque classe relève du produit des totaux des observations sur chacun des caractères des deux variables divisé par le nombre total d'observations. Dans le tableau ci-dessus :

- L'effectif théorique de la case (Filles/Tartines) est $\frac{56 \times 63}{113} = 31{,}22$
- L'effectif théorique de la case (Garçons/Tartines) est $\frac{56 \times 50}{113} = 24{,}78$
- L'effectif théorique de la case (Filles/Céréales) est $\frac{57 \times 63}{113} = 31{,}78$
- L'effectif théorique de la case (Garçons/Céréales) est $\frac{57 \times 50}{113} = 25{,}22$

Vous obtenez le tableau suivant :

Type d'aliments \ Sexe	Filles	Garçons	Total
Tartines : E. Obs.	25	31	56
E. Thé.	**31,22**	**24,78**	
Céréales : E. Obs.	38	19	57
E. Thé.	**31,78**	**25,22**	
Total	63	50	113

Tableau 26 – Confrontation des effectifs théoriques aux effectifs observés des données sur la conduite alimentaire des adolescents, au petit déjeuner.

Nous pouvons d'emblée observer qu'il y a un écart entre l'effectif théorique et l'effectif observé et que cet écart varie d'une case à l'autre. Pour avoir plus d'informations et se prononcer sur H0, calculons le chi^2 par case.

Prenons pour convention de noter les différents éléments de calcul du χ^2 par case, de la manière indiquée ci-dessous.

E. Ob.	E.O – E.T
$\chi^2 = \frac{(E.O - E.T)^2}{E.T}$	
(E.O-E.T) ^{2}	E. Th.

❑ Le calcul du χ^2 de la case (Filles/Tartines) donne les éléments suivants :

Type d'aliments \ Sexe	Filles
Tartines :	E. Ob. = 25 E.O – E.T = – 6,22 $\chi^2 = 1,24$ $(E.O - E.T)^2 = 38,69$ E. Th. = 31,22

❑ Le calcul du χ^2 de la case (Garçons/Tartines) donne les éléments suivants :

Sexe / Type d'aliments	Garçons
Tartines :	E. Ob. = 31 ; E.O – E.T = + 6,22 ; $\chi^2 = 1,56$; $(E.O - E.T)^2 = 38,69$; E. Th. = 24,78

❑ Le calcul du χ^2 de la case (Filles/Céréales) donne les éléments suivants :

Sexe / Type d'aliments	Filles
Céréales :	E. Ob. = 38 ; E.O – E.T = 6,22 ; $\chi^2 = 1,22$; $(E.O - E.T)^2 = 38,69$; E. Th. = 31,78

❑ Le calcul du χ^2 de la case (Garçons/Céréales) donne les éléments suivants :

Sexe / Type d'aliments	Garçons
Céréales :	E. Ob. = 19 ; E.O – E.T = – 6,22 ; $\chi^2 = 1,53$; $(E.O - E.T)^2 = 38,69$; E. Th. = 25,22

❑ Le χ^2 global se calcule en additionnant les χ^2 de chaque case :

Sexe / Type d'aliments	Filles	Garçons
Tartines	$\chi^2 = 1,24$	$\chi^2 = 1,56$
Céréales	$\chi^2 = 1,22$	$\chi^2 = 1,53$

Le global est égal à : 1,24 + 1,56 + 1,22 + 1,53 = 5,55

Pour savoir si les données sont favorables ou non à H0, il suffit alors de comparer le résultat du chi² à la table de distribution du χ^2 (*voir annexe, p. 234*).

❑ La table de distribution du χ^2 indique la probabilité en pourcentage de part du hasard dans les résultats, en fonction d'un degré de liberté.

❑ Le degré de liberté ou ddl d'un tableau de contingence est le nombre de cases dont il est possible de déterminer arbitrairement la valeur sans changer les marginales. Il se calcule en faisant le produit du nombre de colonnes renseignées par le tableau – 1 et du nombre de lignes du tableau – 1. Il permet de calculer l'indice de confiance des résultats.

Formule : ddl = (L – 1) × (C – 1)

Dans le cas ci dessus, le nombre de degrés de liberté est égal à : (2 – 1)(2 – 1) = 1.

Pour rejeter H0, le χ^2 trouvé : 5,55 doit être supérieur au χ^2 lu dans la table, pour un risque donné (*voir annexe, p. 234*).

Pour attester d'une différence statistiquement significative, *p* doit être inférieur à 0,050.

Pour 1 ddl et pour un p. à 0.050, la table du χ^2 indique 3,841.

Ddl		$p = 0,05$	
1		3,841	

Le χ^2 trouvé : 5,55 étant supérieur au χ^2 lu, nous pouvons rejeter l'hypothèse nulle avec 5 % de risques. Continuons à avancer dans la table quant au seuil de risque.

Ddl		$p = 0,05$	$p = 0,02$
1		3,841	5,412

Nous observons que pour un *p* à 0,02 le χ^2 lu est à 5,412 ; le χ^2 trouvé étant à 5,55 donc supérieur, nous pouvons valider ce seuil de risque : 2 %.

Conclusion

❑ H0 peut donc être rejetée en prenant 2 % de risque que la différence observée entre le groupe des garçons et le groupe de filles soit liée au hasard.

❑ Il y a donc une différence statistiquement significative entre le groupe de filles et le groupe de garçons, en ce qui concerne leurs habitudes alimentaires déclarées.

Le χ^2 n'indique pas le sens de la relation. Pour ce faire, il suffit de regarder le sens des écarts entre les effectifs observés et les effectifs théoriques.

Type d'aliments \ Sexe		Filles	Garçons
Tartines	E. Ob.	25 — < — E.O – E.T = – 6,22	31 — > — E.O – E.T = + 6,22
	E. Th.	**31,2**	**24,78**
Céréales	E. Ob.	38 — > — E.O – E.T = + 6,22	19 — < — E.O – E.T = – 6,22
	E. Th.	**31,78**	**25,22**

Tableau 27 – Conduite alimentaire des adolescents, au petit déjeuner : contribution au calcul du χ^2

❑ L'effectif observé Filles/Tartines (25) est inférieur à l'effectif théorique (31,22).

❑ L'effectif observé Garçons/Tartines (31) est supérieur à l'effectif théorique (24,78).

Conclusion : **les garçons mangent donc plus fréquemment des tartines au petit déjeuner que les filles selon leurs déclarations.**

❑ L'effectif observé Filles/Céréales (38) est supérieur à l'effectif théorique (31,78).

❑ L'effectif observé Garçons/Céréales (19) est inférieur à l'effectif théorique (25,22).

Conclusion : **les filles déclarent plus fréquemment manger des céréales au petit déjeuner que les garçons.**

Le **chi carré** ou χ^2 peut se calculer à partir d'une prévalence théorique.

Exemple 15. Dans une unité de soins, on constate que sur 47 patients âgés de plus de 70 ans et alités, 12 n'ont pas présenté d'apparition d'escarres au bout d'1 mois. On connaît la prévalence théorique d'apparition d'escarres pour ce type de population. Elle est de 30 %.

	Présence d'escarres	Absences d'escarres	Totaux
Effectifs observés	12	35	47
Répartition théorique	30 %	70 %	100 %
Effectifs théoriques	$\frac{47 \times 30}{100} = 14{,}10$	$\frac{47 \times 70}{100} = 32{,}90$	47

Tableau 28 – Comparaison de la fréquence des escarres dans une unité de soins à une prévalence théorique

❑ Le calcul du chi carré donne le résultat suivant :

$$\chi^2 = \frac{(12-14{,}10)^2}{14{,}10} + \frac{(35-32{,}90)^2}{32{,}90} = \frac{4{,}41}{14{,}10} + \frac{4{,}41}{32{,}90} = 0{,}313 + 0{,}134 = 0{,}447$$

❑ Le ddl est 2 – 1 = 1.

Pour $p = 0{,}05$ la table (annexe p. 234), indique un à 3,841 pour un degré de liberté à 1. Le χ^2 trouvé (0,447) étant inférieur, l'hypothèse nulle ne peut pas être rejetée pour un risque de 5 %. Elle est donc acceptée.

Ddl		$p = 0{,}05$	
1		3,841	

Conclusion : la différence entre la distribution observée et la distribution théorique n'est pas statistiquement significative. Le nombre d'escarres observées dans cette unité de soins correspond à la prévalence théorique.

Le **chi carré** ou χ^2 est une approximation de la différence entre les effectifs observés et les effectifs théoriques. Plus l'effectif théorique est faible, moins le χ^2 est fiable. Retenez que la mesure du χ^2 est inutilisable lorsque au moins un des effectifs théoriques est inférieur à 5.

Dans le cas des petits échantillons, certains tests existent tels que celui de la correction de Yates. Il propose un calcul du χ^2 en diminuant de 1/2 l'écart entre la distribution observée et la distribution théorique. Cette correction ne peut s'établir que dans le cas de la distribution d'un caractère qualitatif à deux cases.

La formule du χ^2 par case est donc : $\frac{(Ef.Ob. - Ef.\ Th.)^2 - 0{,}50}{Ef.\ Th.}$

Étude des caractères quantitatifs continus

❑ **Le test de Student.** Ce test, d'un emploi très général, permet de comparer deux moyennes observées (par exemple, la moyenne d'un groupe expérimental à la moyenne d'un groupe témoin ; ou la moyenne au pré-test et la moyenne au post-test). Il s'applique notamment pour des effectifs inférieurs à 30 par groupe ou distribution. Son calcul fait entrer en ligne de compte la variance de chaque groupe et l'effectif.

Échantillons indépendants

Formule : $t = \frac{m_1 - m_2}{\sqrt{var}\left(\frac{1}{N_1} + \frac{1}{N_2}\right)}$

La variance = $\frac{\sum_i n_i (x_i - m)^2 + \sum_j n_j (x_j - m)^2}{Ef.\ Th.}$

Exemple 16. Dans un service, les infirmières ont décidé de faire participer les patients aux transmissions écrites. Elles constituent deux groupes de patients au hasard : avec un groupe G1 (nommé groupe expérimental), elles remplissent le dossier de soins en leur présence ; avec l'autre groupe G2 (nommé groupe témoin), elles remplissent le dossier de soins elles-mêmes. Elles s'intéressent, entre autres, à l'effet de cette participation ou non du patient sur le degré de satisfaction des soins qui lui sont prodigués. Les patients se sont prononcés sur un indice de satisfaction allant de 0 à 10. Les résultats, sur deux groupes de 20 patients, sont les suivants :

Valeurs	Effectif G1	Effectif G2
0	0	0
1	0	1
2	1	1
3	1	2
4	3	4
5	1	5
6	4	3
7	3	2
8	1	1
9	4	0
10	2	1
Total	20	20

Tableau 29 – Effectif des groupes selon leur participation ou non aux transmissions écrites

Comment calculer le t de Student :

Étape 1. Nous allons procéder au calcul de la moyenne pour chacun des groupes : M G1 = 6,55 et M G2 = 4,5

Étape 2. Nous allons calculer la variance de chaque groupe.

G 1 : Groupe expérimental G2 : Groupe témoin

x_i	$x_i - m_i$	$(x_i - m_i)^2$	$n(x_i - m_i)^2$	x_j	$x_j - m_j$	$(x_j - m_j)^2$	$n(x_j - m_j)^2$
01				01	1 – 4,5	(– 3,5)²	12,25 × 1
02	2 – 6.55	(– 4.55)²	20.70 × 1	02	2 – 4,5	(– 2,5)²	6,25 × 1
03	3 – 6.55	(– 3.55)²	12.60 × 1	03	3 – 4,5	(– 1,5)²	2,25 × 2
04	4 – 6.55	(– 2.55)²	6.50 × 3	04	4 – 4,5	(– 0,5)²	0,25 × 4
05	5 – 6.55	(– 1.55)²	2.40 × 1	05	5 – 4,5	(– 0,25)²	0,25 × 5
06	6 – 6.55	(0.55)²	0.30 × 4	06	6 – 4,5	(1,5)²	2,25 × 3
07	7 – 6.55	(0.45)²	0.20 × 3	07	7 – 4,5	(2,5)²	6,25 × 2
08	8 – 6.55	(1.45)²	2.10 × 1	08	8 – 4,5	(3,5)²	12,25 × 1
09	9 – 6.55	(2.45)²	6 × 4	09	9 – 4,5	(4,5)²	20,25 × 0
10	10 – 6.55	(3.45)²	11,90 × 2	10	10 – 4,5	(5,5)²	30,25 × 1
$\sum_i n_i (x_i - m_i)^2$			**106,90**	$\sum_j n_j (x_j - m_j)^2$			**87**

Tableau 30 – Rapport entre le niveau de satisfaction des patients et leur participation aux transmissions : calculs préparatoires au test du t de student

$$VG1 = \frac{\sum_i n_i (x_i - m_i)^2}{N_1} = \frac{106{,}9}{20} = 5{,}34$$

$$VG2 = \frac{\sum_j n_j (x_j - m_j)^2}{N_2} = \frac{87}{20} = 4{,}35$$

Étape 3. Calculons la variance commune.

$$S\,2 = \frac{\sum_i (x_i - m_i)^2 + \sum_j (x_j - m_j)^2}{(N_1 + N_2) - 2} = \frac{106{,}9 + 87}{38} = 5{,}10$$

Étape 4. Calculons le t de Student.

$$t = \frac{m_1 - m_2}{\sqrt{\text{var}\,(\frac{1}{N_1} + \frac{2}{N_2})}} = \frac{6{,}55 - 4{,}55}{\sqrt{5{,}10\,(\frac{1}{20} + \frac{1}{20})}} = \frac{2{,}05}{0{,}714} = 2{,}87$$

Étape 5. Calcul du degré de liberté.

ddl = N1 + N2 – 2 = 20 + 20 – 2 = 38

Étape 6. Comparer la valeur du t (2,87) au seuil de la table (*voir annexe, p. 235*) pour un risque p (par exemple : 0,05) fixé et en fonction du nombre de degré de liberté (ddl : 38).

Pour 30 ddl, le t lu dans la table indique :

- ❑ 2,042 pour $p = 0{,}05$;
- ❑ 2,457 pour $p = 0{,}02$;
- ❑ 2,750 pour $p = 0{,}01$.

Le t de Student calculé (2,87) est supérieur à celui lu dans la table pour un risque $p = 0{,}01$.

Interprétation : nous prenons un risque légèrement inférieur à 1% de rejeter l'hypothèse nulle (H0) et d'énoncer qu'il existe une différence statistiquement significative entre ces deux groupes. L'interprétation ne vous est pas donnée par les résultats du test. Elle nécessite de comparer la moyenne de chaque groupe à celle des deux groupes réunis. La moyenne de score concernant le degré de satisfaction dans les soins du groupe expérimental (G1) est supérieure à la moyenne du groupe témoin (G2), et donc à la moyenne des deux groupes. Nous pouvons dire que les patients du groupe expérimental qui participent aux transmissions se déclarent plus satisfaits des soins qui leurs sont prodigués que les patients du groupe témoin.

Pour conclure, rappelons que ce n'est pas le test statistique qui fait l'interprétation, c'est le chercheur. Le test, lui, indique un seuil de risque pour lequel la liaison observée est due au hasard. À 5 % de risque, il peut y avoir discussion, mais au-delà, il n'est pas correct de rejeter H0.

Rappelons aussi que le t de Student est possible pour des échantillons inférieurs à 30 par groupe. Si votre ou vos échantillons sont supérieurs ou égaux à 30, vous pouvez opter pour le test de l'écart réduit.

❑ **Le test de l'écart réduit.** Comme dans le cas du t de Student, ce test repose sur la comparaison des moyennes de deux échantillons de données. Les deux échantillons doivent être supérieurs ou égaux à 30. La courbe de distribution des effectifs doit être de type Gaussienne.

Comment s'y prendre? Soit deux échantillons A et B.

Étape 1. Calculer les moyennes de chaque groupe : m A et m B.
Étape 2. Calculer la variance de chaque groupe SA^2 et SB^2.
Étape 3. Calculer la variance de la différence (Sd^2) ainsi :

$$Sd^2 = \frac{SA^2}{NA} + \frac{SB^2}{NB}$$

Étape 4. Calculer l'écart type : $\sigma = \sqrt{\frac{SA^2}{NA} + \frac{SB^2}{NB}}$

Étape 5. Calculer le test de l'écart réduit avec la formule suivante :

$$\textbf{Formule : } \varepsilon = \frac{MA - MB}{\sqrt{\frac{SA^2}{NA} + \frac{SB^2}{NB}}}$$

Étape 6. Comparer la valeur ε au seuil ε lu dans la table de l'écart réduit pour un risque *p* fixé. Le risque fixé est généralement à 0,050, c'est-à-dire à 5 % (*voir table de la loi normale réduite, p. 236*).

- Lorsque la valeur |ε| est inférieure à celle indiquée dans la table (ε p), l'hypothèse nulle (H) est confirmée.
- Lorsque la valeur |ε| est supérieure ou égale à celle indiquée dans la table (ε p), l'hypothèse nulle (H) est rejetée, au seuil de risque que l'on s'est fixé. La différence entre les deux groupes est attestée.

Étude de corrélations

La recherche de corrélation est utilisée dans plusieurs méthodes de recherche. Elle est indispensable en méthode différentielle. Elle étudie l'interdépendance ou la relation entre deux variables mesurables. On utilise le terme de corrélation multiple pour la recherche d'interdépendance entre plus de deux variables. Si vous vous intéressez aux liaisons qui existent entre deux variables, il vous faut calculer un coefficient de corrélation. Ce coefficient mesure la linéarité d'une relation entre deux variables. Quelques définitions :

- **l'analyse de régression** étudie l'interdépendance ou la relation entre deux ou plusieurs variables mesurables ;
- **la régression multiple :** régression entre une variable « dépendante » et plus d'une variable « indépendante » ;
- **la régression linéaire** constitue la forme d'analyse de régression la plus couramment employée ;
- **la courbe de régression** est la représentation graphique d'une équation de régression, généralement linéaire ;
- **le coefficient de régression** est le coefficient d'une variable aléatoire indépendante dans une équation de régression. Pour une régression linéaire, c'est la pente de la droite de régression ;
- **le coefficient de corrélation** mesure l'interdépendance de deux variables ;
- **le coefficient de corrélation multiple** se calcule entre les valeurs réelles de la variable dépendante et les valeurs estimées par l'équation de régression ;
- **le coefficient de détermination** est le carré du coefficient de corrélation entre une variable dépendante et une ou plusieurs variables indépendantes ; il exprime la part de la variance de la variable dépendante qui provient de celles des variables indépendantes ;

❑ **l'indice de détermination** est égal à 1 moins le coefficient de détermination.

Le type de coefficient est à choisir en fonction de la nature de votre échelle.

❑ **Le diagramme de régression.** Le diagramme de régression se construit de façon géométrique. Les variables *x* et *y* s'inscrivent l'une en abscisse, l'autre en ordonnée. Il suffit alors de représenter par un point, pour chaque sujet de la population étudiée, le rapport entre les deux variables.

- **Une relation est faible** si les unités ayant des valeurs voisines sur X peuvent avoir des valeurs éloignées sur Y, c'est-à-dire si deux valeurs proches de X peuvent correspondre à deux valeurs très différentes de Y.
- **Une relation est nulle,** si les valeurs du caractère X ne permettent aucunement de prédire les valeurs du caractère Y : le nuage de points a la forme d'un carré, d'un cercle, d'un ovale sans véritables lignes directrices.
- **Une relation est linéaire,** si l'on peut trouver une relation entre les caractères X et Y de la forme Y = a X + b, c'est-à-dire si le nuage de points peut s'ajuster correctement à une droite.
- **Une relation est non linéaire,** si la relation entre les caractères X et Y n'est pas de la forme Y = a X+ b, mais de type différent (parabole, hyperbole, sinusoïde, etc.). Le nuage de points présente alors une forme complexe avec des courbures.
- **Une relation non linéaire est dite monotone,** si elle est strictement croissante ou strictement décroissante, c'est-à-dire si elle ne comporte pas de minimum ou de maximum. Toutes les relations linéaires sont monotones.
- **Une relation monotone qu'elle soit linéaire ou non linéaire est déclarée positive,** si les deux caractères varient dans le même sens, c'est-à-dire si l'on observe que :
  - les valeurs fortes du caractère X correspondent généralement aux valeurs fortes du caractère Y ;
  - les valeurs moyennes du caractère X correspondent généralement aux valeurs moyennes du caractère Y ;
  - les valeurs faibles du caractère X correspondent généralement aux valeurs faibles du caractère Y.

- **Une relation monotone est négative** si les deux caractères varient en sens inverse, c'est-à-dire si l'on observe que :
  - les valeurs fortes du caractère X correspondent généralement aux valeurs faibles du caractère Y ;
  - les valeurs moyennes du caractère X correspondent généralement aux valeurs moyennes du caractère Y ;
  - les valeurs faibles du caractère X correspondent généralement aux valeurs fortes du caractère Y.
- **La covariance.** Le calcul de la covariance s'appuie sur le calcul de la moyenne pour chaque variable : mx la moyenne de la variable *x* et my la moyenne de la variable *y*. Sa formule est la suivante :

Exemple 17. Nous souhaitons rechercher s'il y a une corrélation entre la variable « Niveau de dépendance des personnes âgées de plus de 70 ans » exprimé par les soignants sur une échelle de 0 à 10 et le « niveau général d'anxiété de la personne » exprimé aussi sur une échelle de 0 à 10 par les patients. La population observée est de 16 patients.

Le tableau des résultats est le suivant :

Sujets	01	02	03	04	05	06	07	08	09	10	11	12	13	14	15	16
Dépendance	08	03	06	02	04	02	05	09	07	06	03	06	09	05	08	04
Anxiété	04	05	05	04	08	06	04	10	02	03	06	07	05	07	08	06

Tableau 31 – Rapport entre le niveau de dépendance et le niveau d'anxiété des personnes âgées de plus de 70 ans hospitalisées

Réalisons un diagramme avec en abscisse (y), la variable « score de dépendance » et en ordonnée (x), la variable « anxiété » en inscrivant le point représentant le sujet 1.

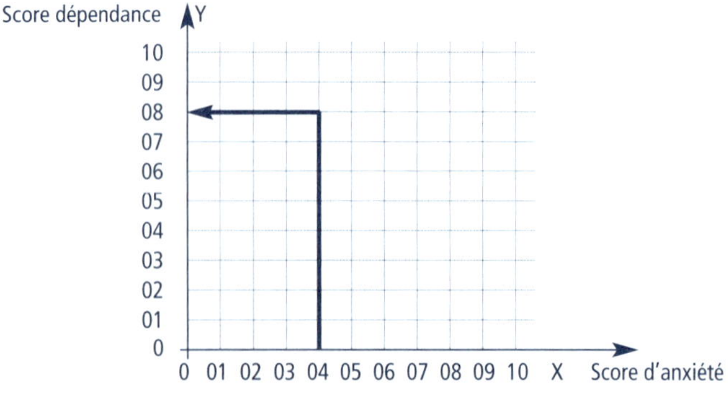

Le sujet 1 est représenté par un point situé sur le croisement entre la valeur 04 en anxiété et 8 en dépendance. En procédant de la même manière pour tous les sujets, vous obtiendrez le nuage de points ci-dessous.

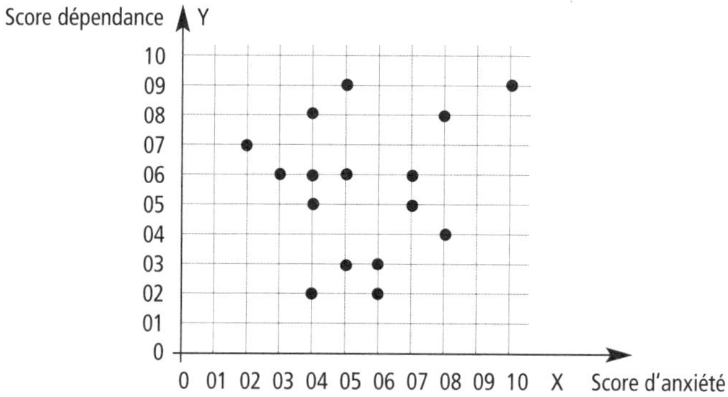

Chaque sujet est représenté par un point. Un nuage de points dispersés indique qu'il n'y a pas de corrélation. Un nuage de points regroupés autour d'une droite indique une corrélation. Plus le nuage est resserré, plus la corrélation est forte.

Exemple de forte corrélation réalisée sur une autre distribution.

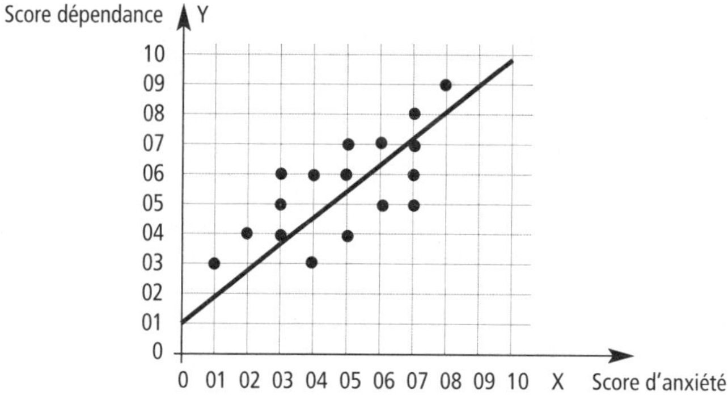

La droite obtenue par le rapprochement des points se nomme droite de régression. Lorsqu'elle s'approche de la ligne droite, il est possible alors d'énoncer que la liaison entre les deux variables est fonctionnelle : c'est-à-dire qu'à chaque valeur de la variable x correspond une valeur de la variable y.

$$\text{Cov xy} = \frac{\sum(x_i \times y_i)}{n} - mx \times my$$

Si les variables *x* et *y* sont indépendantes, leur covariance est nulle. Cependant, la réciproque est fausse. Il est possible que la covariance soit nulle sans que les variables soient indépendantes.

Reprenons l'exemple 17. Nous souhaitons rechercher s'il y a une corrélation entre la variable « niveau de dépendance des personnes âgées de plus de 70 ans » exprimé par les soignants sur une échelle de 0 à 10 et le « niveau général d'anxiété de la personne » exprimé sur une échelle de 0 à 10 par les patients. La population observée est de 16 patients.

Le tableau des résultats est le suivant.

Sujets	01	02	03	04	05	06	07	08	09	10	11	12	13	14	15	16
Dépendance	08	03	06	02	04	02	05	09	07	06	03	06	09	05	08	04
Anxiété	04	05	05	04	08	06	04	10	02	03	06	07	05	07	08	06

La moyenne du score de dépendance est $X_i = 5{,}44$
La moyenne du score d'anxiété est $Y_i = 5{,}62$
Calculons **Mx** × **My** = 30,57
Calculons $\sum X_i \times Y_i$

Dépendance : Xi	Anxiété : Yi	Xi × Yi
08	04	32
03	05	15
06	05	30
02	04	08
04	08	32
02	06	12
05	04	20
09	10	90
07	02	14
06	03	18
03	06	18
06	07	42
09	05	45
05	07	35
08	08	64
04	06	24
Total		**499**

La covariance est donc égale à :

$$\text{Cov. xy} = \frac{\sum(x_i \times y_i)}{n} - mx \times my = \frac{499}{16} - 30{,}57 = 0{,}62$$

La covariance est trop faible pour indiquer une relation entre ces deux variables. Il existe un indicateur qui permet d'être plus précis sur le degré de liaison linéaire entre deux variables. Il s'agit d'un coefficient de corrélation linéaire.

Le coefficient r de Bravais Pearson

Le coefficient (r) de Bravais Pearson est un coefficient de corrélation linéaire. Il permet d'indiquer le degré de liaison linéaire entre deux variables. Il relève du rapport entre la covariance et l'écart type sur chacune des variables.

L'écart type ou racine carré de la variance se définit pour chacune des variables $Sx = \sqrt{\frac{\sum (x_i - m)^2}{n}}$

La formule du coefficient r de Bravais Pearson s'exprime ainsi :

$$\text{R xy} = \frac{\text{Covxy}}{(Sx \times Sy)}$$

Le coefficient de corrélation est un nombre sans unité, compris entre – 1 et + 1. Il traduit la plus ou moins grande dépendance linéaire de *x* et de *y*. Un coefficient de corrélation nul, ou proche de 0, signifie qu'il n'y a pas de relation linéaire entre les caractères. Mais il n'entraîne aucune notion d'indépendance plus générale. Quand le coefficient de corrélation est proche de + 1 ou de – 1, les caractères sont dits « fortement corrélés ».

Le **signe** positif ou négatif de la valeur indique le sens de la relation tandis que la valeur absolue indique l'**intensité** de la relation ou, en d'autres termes, la capacité à prédire les valeurs du caractère *y* en fonction de celles de *x* :

- positif, les deux variables évoluent dans le même sens. Exemple : plus « une personne est alitée », plus il y a un « risque d'apparition d'escarre » ;
- négatif, la relation entre les deux variables est inversée. Exemple : plus « une personne alitée est mobilisée », moins il y a de « risque d'apparition d'escarre ».

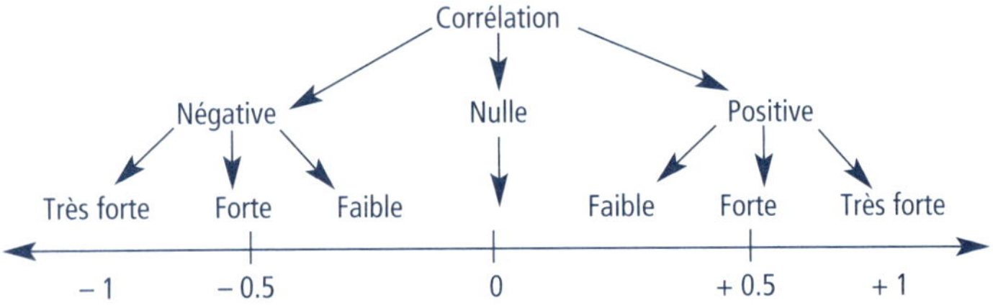

Figure 13 – Schéma de lecture d'un coefficient de corrélation

Continuons avec l'exemple 17 :

Calculons l'écart type de la variable « Dépendance » et celui de la variable « Anxiété » :

La moyenne du score de dépendance est $X_i = 5.44$

La moyenne du score d'anxiété $Y_i = 5.62$

Dépendance : Xi	*(xi – mx)*	*(xi – mx)²*	Anxiété : Yi	*(yi – my)*	*(yi – my)²*
08	2,56	6,55	04	– 1.62	2.62
03	– 2,44	5,95	05	– 0.62	0.38
06	0,56	0,31	05	– 0.62	0.38
02	– 3,44	11,83	04	– 1.62	2.62
04	– 1,44	2,07	08	2.38	5.66
02	– 3,44	11,83	06	0.38	0.14
05	– 0,44	0,19	04	– 1.62	2.62
09	3,56	12,67	10	4.38	19.18
07	1,56	2,43	02	– 3.62	13.10
06	0,56	0,31	03	– 2.62	6.86
03	– 2,44	5,95	06	0.38	0.14
06	0,56	0,31	07	1.38	1.90
09	3,56	12,67	05	– 0.62	0.38
05	– 0,44	0,19	07	1.38	1.90
08	2,56	6,55	08	2.38	5.66
04	– 1,44	2,07	06	0,38	0,14
Total		81,88			63.68

Tableau 32 – Rapport entre le niveau de dépendance et le niveau d'anxiété des personnes âgées de plus de 70 ans hospitalisées : contribution au calcul du coefficient r de Bravais Pearson

$$Sx = \sqrt{\frac{\Sigma (x_i - m)^2}{N}} = \sqrt{\frac{81,88}{16}} = 2.26$$

$$Sy = \sqrt{\frac{\sum (y_i - m)^2}{N}} = \sqrt{\frac{63{,}68}{16}} = 1.99$$

$$Rxy = \frac{\text{cov xy}}{(S \times Sy)} = \frac{0{,}62}{2.26 \times 1.99} = \frac{0{,}62}{4.497} = 0{,}138$$

Interprétation : confrontons le R xy, à la table des valeurs de r. On regarde si le r calculé est supérieur au r lu dans la table, pour un risque p à 5 %.

Le degré de liberté est égal à N – 2 (ici : 16 – 2 = 14)

N	$p = 0{,}10$	$p = 0{,}05$	$p = 0{,}02$	$p = 0{,}01$
14	.46	.53	.61	.66

Pour 14 ddl, le r calculé est inférieur à celui lu dans la table pour *p = 0,05* et pour *p = 0,10.* Il n'y a pas de corrélation entre la variable dépendance et la variable anxiété.

En principe, le coefficient de Pearson n'est applicable que pour mesurer la relation entre deux caractères *x* et *y* d'une variable ayant une distribution dissymétrique et ne comportant pas de valeur exceptionnelle. Si ces conditions ne sont pas remplies, l'utilisation de ce coefficient n'est pas conseillée. Il est préférable alors d'utiliser le coefficient en rang de Spearman.

Par ailleurs, l'absence d'une relation linéaire ne signifie pas l'absence de toute relation entre les deux caractères étudiés. Il est possible aussi de vérifier avec le coefficient de Spearman.

Le coefficient en rang de Spearman

Le rho de Spearman (ρ) est un coefficient de corrélation. Il est fondé sur l'étude de la différence des rangs entre les valeurs de deux ou plusieurs caractères étudiés. Il permet ainsi de chercher l'existence de relations monotones (croissante ou décroissante), quelle que soit la forme précise du nuage de points.

Il s'agit de remplacer chaque valeur d'un caractère par son rang dans la série observée et de calculer la différence de rang entre les deux mesures. Si les deux séries de mesure sont associées, en d'autres termes s'il y a corrélation, alors les différences sont nulles. Pour réaliser le classement en rang, vous devez :

- ❑ préciser l'ordre de classement : croissant ou décroissant. Il doit être le même pour les deux caractères ;
- ❑ lorsqu'il y a des ex æquo, le rang qui leur est attribué est celui de la moyenne des rangs qu'ils auraient occupé s'ils avaient été à la suite les uns des autres. On reprend ensuite le classement après les rangs qu'ils auraient pris s'ils n'avaient pas été ex æquo.

La formule du coefficient est la suivante :

$$\rho = 1 - \frac{6 \sum d^2}{n(n^2 - 1)}$$

d représente la différence entre les rangs de deux variables.
n représente le nombre de sujets.

Ce coefficient (Rho) varie entre – 1 et + 1. Son interprétation est la même que celui de Pearson, mais il permet de mettre en évidence des relations non linéaires lorsqu'elles sont positives ou négatives.

Reprenons l'exemple 17. Nous souhaitons rechercher s'il y a une corrélation entre la variable « Niveau de dépendance des personnes âgées de plus de 70 ans » exprimé par les soignants sur une échelle de 0 à 10 et le « niveau général d'anxiété de la personne » exprimé aussi sur une échelle de 0 à 10 par les patients. La population observée est de 16 patients.

Pour calculer le coefficient de Spearman, il faut :

Étape 1. Remplacer chaque variable numérique par des rangs. Lorsque nous avons deux rangs ex æquo : on calcule le rang moyen. Ce qui nous donne le tableau suivant :

Sujets	Dépend.	Rang.D	Anxiété	Rang.A
1	08	13.50	04	4
2	03	3.50	05	7
3	06	10	05	7
4	02	1.50	04	4
5	04	5.50	08	14.50
6	02	1.50	06	10
7	05	7.50	04	4
8	09	15.50	10	16
9	07	12	02	1
10	06	10	03	2
11	03	3.50	06	10
12	06	10	07	12
13	09	15.50	05	7
14	05	7.50	07	12
15	08	13.50	08	14.50
16	04	5.50	06	10

Tableau 33 – Rapport entre le niveau de dépendance et le niveau d'anxiété des personnes âgées de plus de 70 ans hospitalisées : classification par rang

En ce qui concerne la variable « dépendance », les sujets 4 et 6 ont le premier rang : comme ils sont ex æquo, on leur attribue le rang 1.5, le sujet ayant le score suivant (score 3) a le rang suivant, donc le rang 3. Cependant comme deux sujets (S.2 et S.11), ont le score 3, ils auront le rang 3.5, et ainsi de suite.

Étape 2. Calculer la différence de rang :

d = Rang dépendance (x) – Rang anxiété (y)

Étape 3. Élever d au carré.

Sujets	Rang.D	Rang.A	d = Rd – Ra	D²
1	13.5 0	4	9.5	90.25
2	3.5 0	7	– 3.5	12.25
3	10	7	3	9
4	1.50	4	– 2.5	6.25
5	5.50	14.50	– 9	81
6	1.50	10	– 8.5	72.25
7	7.50	4	3.50	12.25
8	15.50	16	– 0.50	0.25
9	12	1	11	121
10	10	2	8	64
11	3.50	10	– 6.5	42.25
12	10	12	– 2	4
13	15.50	7	8.50	72.25
14	7.50	12	– 4.50	20.25
15	13.50	14.50	– 1	1
16	5.50	10	– 4.5	20.25

Tableau 34 – Rapport entre le niveau de dépendance et le niveau d'anxiété des personnes âgées de plus de 70 ans hospitalisées : contribution au calcul du coefficient r de Bravais Pearson

Étape 4. Faire la somme des d^2

$$\sum d^2 = 628{,}50$$

Étape 5. Multiplier par 6 cette somme :

$$6 \sum d2 = 6 \times 628.50 = 3\,771$$

Étape 6. Calculer $n\,(n^2 - 1) = 16\,(256 - 1) = 4\,080$

Étape 7. $\dfrac{6 \sum d^2}{n(n^2-1)} = \dfrac{3\,771}{4\,080} = +\,0.924$

Étape 8. $\rho = 1 - \dfrac{6 \sum d^2}{n(n^2-1)} = 1 - 0.924 = 0.076$

***Conclusion :* ρ est proche de 0. Les deux classements par rangs paraissent indépendants. On peut énoncer qu'il n'y a pas de corrélation entre ces deux variables, c'est-à-dire entre le « niveau de dépendance » et le « niveau d'anxiété ».**

Étude de la relation entre des caractères quantitatifs discontinus

Un caractère quantitatif discontinu est appréhendé sur des nombres entiers ou, pour des variables ordinales, par des lettres ou des chiffres codes (par exemple : souvent = 2 ; rarement = 1 ; jamais = 0). Il est possible de les ordonner en rangs, lorsque le calcul de la moyenne n'a pas de sens. La recherche de corrélation se fait par le calcul du coefficient de rang de Spearman ou le calcul de la covariance.

Étude de la relation entre un caractère qualitatif et un caractère quantitatif

L'analyse de la variance permet d'étudier la relation entre un caractère quantitatif d'une variable et un caractère qualitatif.

L'analyse de la covariance permet d'étudier :

- ❑ la relation entre un caractère quantitatif et plusieurs caractères qualitatifs ;
- ❑ inversement, la relation entre plusieurs caractères qualitatifs et un caractère quantitatif.

L'interprétation statistique

Les coefficients de corrélations sont les indicateurs statistiques de l'estimation d'une liaison entre deux variables. Plus le nombre de sujets est petit, plus l'estimation sera imprécise. La valeur – 1 correspond à une valeur linéaire parfaite, de même que la valeur + 1. Plus le coefficient se rapproche de 0 (valeur nulle), plus il est possible d'affirmer qu'il n'existe aucune relation linéaire entre les deux éléments observés. Il me paraît essentiel de rappeler que l'interprétation est faite par le chercheur. Même si un test indique la direction positive ou négative d'une relation, il ne vous en donne pas le sens. Il n'indique pas s'il y a un lien de causalité ou non. C'est au chercheur de le faire.

- ❑ D'une part, le chercheur doit déterminer les caractéristiques, les variables pour lesquelles il souhaite étudier s'il y a ou non corrélation, en fonction de son objet d'étude. Par exemple, il n'est pas utile de chercher la corrélation entre la variable sexe et une autre variable *x* si le fait d'identifier une corrélation ne nous amène rien de pertinent dans la recherche menée.

❑ Par ailleurs, il ne faut pas confondre corrélation et causalité. Deux phénomènes peuvent être fortement corrélés sans pour autant qu'ils soient liés par une relation causale. Une forte corrélation entre deux variables peut être le signe de l'existence d'un troisième facteur dont les deux variables dépendent. Ce facteur est appelé « facteur de confusion ».

Prenons une exemple : il existe une corrélation entre le taux d'infections nosocomiales d'un centre hospitalier et le nombre de bouteilles d'eau consommées par les patients. La corrélation entre ces deux variables peut provenir du fait qu'elles sont toutes les deux liées à un troisième facteur. Celui-ci pourrait être, par exemple, l'augmentation globale du nombre d'hospitalisations au cours du recueil des données.

Cependant, une corrélation peut traduire un lien de causalité. Prenons un autre exemple : les variables « nombre de formations d'escarres sur des personnes âgées hospitalisées » et « nombre de mobilisations des patients » sont corrélées. L'influence de la mobilisation des patients sur l'apparition d'escarres sera scientifiquement démontrée dans la mesure où le chercheur analysera les mécanismes de constitution d'une escarre.

La plupart des biais peuvent être assez facilement repérés par l'analyse du nuage de points. Cependant, cette méthode n'est pas possible lorsque l'on veut calculer les corrélations entre de nombreuses variables ou caractères pris deux à deux. Le conseil que l'on peut donner est de calculer systématiquement les deux coefficients de corrélation (Pearson et Spearman) et de comparer leurs résultats.

D L'analyse de contenu

L'analyse de contenu est utilisée pour traiter les données d'un entretien (non directif, semi-directif ou directif), les questions ouvertes d'un questionnaire, d'un document écrit ou oral (textes, journaux, télévision....) ou encore les données obtenues par observation globale et narrative. Étape importante d'une enquête, elle permet de lire un contenu et de lui attribuer du sens. Ne seront pas abordés ici : les procédés d'analyse de la structure formelle d'un texte, de construction, de style. Ce chapitre est centré sur l'analyse du contenu manifeste, du signifié directement accessible.

Le mot analyse « désigne d'abord une décomposition d'éléments de nature intellectuelle et abstraite, une critique, puis un procédé de raisonnement » (A. Rey, 1995, p.70). Le travail d'analyse de contenu consiste à réaliser un découpage en unités de sens et à procéder à un inventaire, une catégorisation, une codification. L'unité de sens peut être construite ou provenir d'un mot, d'une phrase, d'une causalité, d'une proposition. Pour réaliser un analyse de contenu, vous devrez :

- ❑ différencier les idées ;
- ❑ ne pas exploiter les éléments non pertinents quant à l'objet d'étude ;
- ❑ réduire le contenu en fonction de l'objectif de l'enquête ;
- ❑ regrouper les mots ou phrases en unités de sens (catégories de sens, critères, indicateurs, indices...) prédéterminées ou construites *a posteriori*. Vous pouvez rajouter des unités de sens à celles que vous aviez prévues à la lecture des contenus recueillis. Le sens doit être d'emblée le critère de l'unité. Le critère choisi est issu d'une théorie de référence. Un texte comprend plusieurs niveaux de sens ; il faut donc décider à quel niveau de sens se situe l'analyse de contenu. Le niveau de sens est déterminé grandement par l'objectif de l'étude ;
- ❑ dégager, pour chaque unité fonctionnelle de sens, « le noyau de sens » ;
- ❑ identifier tous les noyaux de sens, les différencier et les regrouper ;
- ❑ repérer les indices. La fonction indicielle est la fonction par laquelle un élément de sens est un indicateur d'une attitude générale, ou d'une atmosphère ;
- ❑ intégrer les noyaux de sens dans des catégories et les indices dans d'autres catégories ;
- ❑ élaborer des catégories de sens. « Les catégories sont des rubriques significatives, en fonction desquelles le contenu sera classé et éventuellement quantifié » (M. Grawitz, 1993, p. 560). Vous pouvez :
  - soit construire les catégories en amont en les dégageant de la définition de l'objet d'étude ou en la déduisant à l'hypothèse de la recherche ;

• soit les dégager de vos recueils de données. La catégorisation est alors induite du contenu.

Pour qu'une catégorie de sens soit valide, elle doit être :

1. Exhaustive : toutes les unités de sens doivent pouvoir être distribuées dans une catégorie.
2. Exclusive : les catégories doivent être distinctes les unes des autres. Les mêmes éléments ne doivent pas pouvoir être classés dans plusieurs catégories.
3. Univoque, claire et précise : c'est-à-dire compréhensible de la même manière par plusieurs décodeurs. Chaque catégorie doit donc faire l'objet d'une définition.
4. Pertinente quant à l'objet d'étude et au contenu à analyser.

Attention : La construction des catégories ne doit pas être :

❑ trop rigide *a priori*, ne prenant plus alors en compte la complexité des discours ;
❑ trop détaillée, au risque d'imposer un nombre important de catégories reproduisant presque le texte dans son intégralité ;
❑ trop souple et ne distinguant pas les éléments entre eux.

Chaque catégorie peut être précisée par des indicateurs.

Les catégories étant identifiées, vous pouvez les préciser à l'aide d'indicateurs, voire d'indices ou d'items. Leurs rôles est de permettre de reconnaître plus objectivement la présence ou non de la catégorie ou sous-catégories dans le discours. C'est à vous de décider du niveau de décomposition du travail d'analyse en fonction de l'objectif de la recherche et de la méthode que vous avez choisie de privilégier.

En ce qui concerne l'entretien directif et les questions ouvertes :

❑ la catégorisation ne reprend pas obligatoirement les questions posées ;
❑ vous pouvez inscrire une partie de la réponse du sujet à une question ou à une autre question dans la mesure où elle entretient un rapport de sens avec cette autre question.

E L'interprétation clinique

Comme nous l'avons vu dans le chapitre sur la méthode clinique, l'interprétation clinique se construit à partir d'un cadre théorique. Le cadre théorique interprétatif posé en amont permet de centrer l'écoute du sujet sur le phénomène étudié. La ou les théories de références qui ont permis de conceptualiser l'objet de recherche sont déclinées en critères. Le recueil de données est centré sur ces critères ; l'accueil des données s'ouvre à l'inattendu, c'est-à-dire à ce qui sort des critères. C'est ainsi que le chercheur peut découvrir un cas clinique dans l'écoute de l'inattendu, de l'imprévisible de la ou des théories. Si l'élaboration d'un cadre d'interprétation est important pour structurer la situation d'entretien, le chercheur peut, à tout moment de la recherche, convoquer une autre théorie qui lui paraît pertinente pour analyser le récit du sujet. Cette théorie élargit ou propose un autre cadre interprétatif.

F Conclusion

Chaque type de traitement des données a sa spécificité, en termes de production de résultats. Les résultats d'une recherche sont pour partie liés aux choix de l'outil de recueil de données et du type de traitement des données. Le choix du type de traitement des données est à faire en fonction de sa pertinence quant à :

- la méthode de recherche choisie ;
- l'objectif de la recherche ;
- la constitution de l'échantillon et le nombre de sujets ;
- La construction de l'outil recueil de données.

Un des éléments de la rigueur méthodologique d'un chercheur relève de sa capacité à exercer un regard critique sur sa recherche. L'analyse critique des données de la recherche interroge l'ensemble du dispositif de recherche : pertinence du type d'échantillon et de sa constitution ; pertinence de la construction des outils de recueil de données et de leur passation ; pertinence de l'analyse et/ou de l'interprétation des résultats « à quelles conditions et pour quels observateurs/concepteurs/constructeurs un théorème est-il vrai ou faux ou une chose est-elle scientifique ? » (E. Morin, 1997).

Elle tient du discours sur :

- le choix du type de traitement des données : sa pertinence quant à l'échantillon, au nombre de sujets, aux objectifs et intention de la recherche ;
- la passation des outils de recueil et/ou la rencontre avec les sujets ;
- l'implication du chercheur dans l'accueil ou le recueil des données ainsi que dans leur analyse et/ou leur(s) interprétation(s). Comme nous l'indique V. Despret (1997), le chercheur tente de « comprendre ce qui dans le discours tient du regard de l'observateur ou de la singularité » de l'objet, du sujet, de la situation observée, sans tomber dans le réductionnisme qui consiste à « prétendre que les résultats des observations ne seraient que le reflet de nos états d'âme ». Il s'agit de travailler nos impressions immédiates, plus ou moins claires, mais aussi notre capacité à faire retour sur cette première impression. Cet appel à notre conscience réflexive favorise l'analyse et le jugement du déroulement, de la démarche et des procédures en lien avec le processus de recherche. La lecture méthodologique des résultats questionne leur prévisibilité/imprévisibilité, leur fiabilité, la pertinence de leur(s) interprétation(s), l'attachement/ détachement du chercheur aux résultats, la fécondité de la re-problématisation pratique et théorique.

III

Annexes

Liste des figures

Liste des tableaux

Liste des tableaux

Liste des tableaux

Petit glossaire évolutif

Ce lexique se propose de donner une définition aux termes utilisés dans l'ouvrage. Vous pouvez le développer en y ajoutant d'autres définitions que vous trouverez et en définissant, à partir de ces différentes approches, votre propre conception des notions.

Caractère. Il désigne une grandeur ou un attribut observable et susceptible de varier. Il peut être qualitatif ou quantitatif.

....

....

....

....

Co-occurence. Indique le fait que deux unités, deux éléments, deux modalités d'une variable apparaissent ensemble.

....

....

....

....

Concept. Sens formé, référé, construit par le sujet et communicable.

....

....

....

....

Corrélation. Rapport entre deux éléments, deux données, deux caractères...

....

....

....

....

Critère. Caractéristique d'un objet qui le distingue, le qualifie.

Facette ou dimension d'un objet, d'une action, d'un comportement… Nommant une qualité privilégiée, attendue. Le critère permet de décrire la qualité.

Pour F. Raynal et A. Rieuner : « Élément d'information, défini dans un système d'évaluation, qui permet de décider si une qualité quelconque est présente ou non dans l'objet évalué. Un critère est généralement constitué d'un faisceau d'indicateurs » (1997, p. 95).

....

....

....

....

Déductif. Part du général, de la loi générale, pour aller vers le cas particulier.

....

....

....

....

Distanciation. Action de mettre de la distance entre soi et un objet, un phénomène, une personne ou un groupe de personnes.

....

....

....

....

Écart type. Elément de mesure de la dispersion des données dans une distribution.

....

....

....

....

Échantillon. Partie d'un ensemble de la population parente ou théorique.

....

....

....

....

Échantillons indépendants. Deux échantillons sont dits indépendants l'un de l'autre lorsqu'ils sont tous les deux représentatifs de la population parente et qu'ils ont été constitués au hasard.

....

....

....

....

Effectif. Nombre d'individus d'une population ou d'un échantillon ou d'une partie quelconque de cette population.

....

....

....

....

Épistémologie. Étude critique des sciences, de l'élaboration des savoirs scientifiques et de leur validité.

« Les contenus de l'épistémologie ont varié au cours du XXe siècle ; tentant de répondre à la question "Qu'est ce que la science ? ", l'épistémologie se heurte au problème de l'unité scientifique et à celui de l'unité des formes de la connaissance (y a-t-il rupture ou continuité entre la connaissance commune et la science ?) » (A. Rey, 1995, p. 710).

J. Bideaud, J.L. Pedinelli et O. Boudé : « L'épistémologie, branche tardive de la philosophie, se donne pour objet d'étude des hypothèses et des méthodes des diverses disciplines scientifiques afin de définir la logique qui leur est sous-jacente et de déterminer la portée objective de leurs résultats. Elle s'appuie donc à la fois sur l'histoire des sciences et sur la logique » (1993, p. 33).

....

....

....

....

Fréquence. Rapport d'un effectif d'individus à la taille de la population.

....

....

....

....

Hypothèse. Supposition théorique, base d'un raisonnement.

....

....

....

....

Implication. Liens opaques qui se sont tissés en soi et qui relèvent de notre relation au monde, aux phénomènes, aux objets, aux autres… Ces liens qui échappent à la conscience sont « néanmoins, tout à fait centr[aux] pour l'intelligibilité du sujet, parce que constitutifs de sa subjectivité et, par conséquent, de son identité » (Ardoino, 1992, p. 5).

....

....

....

....

Inductif. Part du particulier pour aller vers le général, la loi générale.

....

....

....

....

Méthode. Procédé raisonné sur lequel repose une pratique.

F. Raynal et A. Rieuner : « Organisation codifiée de techniques et de moyens mis en œuvre pour atteindre un objectif. "Codifiée" signifie ici que les parties du tout forment un ensemble cohérent, formalisé et communicable, qui, appliqué correctement, produit le même résultat » (1997, p. 227).

....

....

....

....

Méthodologie. Étude critique des méthodes.

M. Vial : « Le but du discours méthodologique dans le texte de la recherche est de rendre communicable le "au nom de quoi", le "pourquoi", et le "vers quoi", le projet de recherche engagé demandait d'utiliser telle(es) ou telle(es) méthode(s) de recherche » (1999, p. 107).

....

....

....

....

Paradigme. Vision du monde, modèle explicatif et/ou compréhensif.

T.S. Kuhn : « Ensemble de croyances, de valeurs reconnues et de techniques qui sont communes aux membres d'un groupe donné » (1962, Trad. Française, 1983, p. 238).

....

....

....

....

Population parente. La population parente est l'ensemble des individus auxquels on décide de s'intéresser et dont on extrait un échantillon.

....

....

....

....

Posture. Attitude particulière du corps et de l'esprit. Le terme posture est signifiant de l'implication, de l'interaction du corps et de l'esprit, dans lequel un sujet peut se trouver face à une situation, une question, un problème. Il relève de l'attitude interne du sujet.

J. Ardoino définit la posture comme un « système d'attitudes et de regards vis-à-vis des partenaires, des situations, des objets, dans le cadre des recherches ou des pratiques sociales ». (« Les postures (ou impostures) respectives du chercheur, de l'expert et du consultant », Actes du colloque international francophone (Alençon 24-26 mai 1990) : les nouvelles formes de la recherche en éducation au regard de l'Europe en devenir – p. 22 à 34.)

....

....

....

....

....

....

....

....

Praxéologie. Étude critique des pratiques dans le but d'optimiser les actions.

F. Raynal et A. Rieuner : « Position épistémologique qui articule théorie (logos) et pratique (praxis) » (1997, p. 292).

....

....

....

....

Problématique. La notion est issue du latin *problematicus* qui signifie « constituant un problème auquel on ne peut pas apporter de solutions » (A. Rey, 1995, p. 1636). Aujourd'hui, elle est utilisée pour indiquer une manière de poser un problème ou un ensemble de problèmes.

....

....

....

....

Problématisation. Action de poser une problématique, de la définir, de la délimiter, par rapport à un contexte historique, politique, économique, sociologique, pratique... et scientifique.

....

....

....

....

Problème. Question à débattre ou à résoudre.

....

....

....

....

Procédure. Procédé, moyens, ensemble d'étapes successives et ordonnées de règles.

J.M. Hoc : « Système d'opérations défini pour un dispositif et une tâche donnés, dont l'exécution a pour objectif de faire passer d'un état initial à l'état final ou but » (1987, p. 44).

....

Processus. Procès qui désigne l'action de s'avancer, d'aller vers, le développement, le progrès, la démarche, l'élan.

Variable. Qualité et/ou quantité susceptible de fluctuation.

Variable dépendante. Variable dont le chercheur essaie d'expliquer les variations.

Variable indépendante. Variable dont le chercheur souhaite mesurer et comprendre l'influence qu'elle exerce sur la ou les variables dépendantes.

Petit glossaire évolutif

Continuez avec d'autres mots qu'il vous semble intéressant à définir :

- ....

....

....

....

....

- ....

....

....

....

....

Table du Chi carré χ^2

La table du Chi carré donne la probabilité p pour que χ^2 égale ou dépasse une valeur donnée, en fonction du nombre de degrés de liberté (ddl).

ddl	*p = 0,10*	*p = 0,05*	*p = 0,02*	*p = 0,01*	*p = 0,001*
1	2,706	3,841	5,412	6,635	10,827
2	4,605	5,991	7,824	9,210	13,815
3	6,251	7,815	9,837	11,345	16,266
4	7,779	9,488	11,668	13,277	18,467
5	9,236	11,070	13,388	15,086	20,515
6	10,645	12,592	15,033	16,812	22,457
7	12,017	14,067	16,622	18,475	24,322
8	13,362	15,507	18,168	20,090	26,125
9	14,684	16,919	19,679	21,666	27,877
10	15,987	18,307	21,161	23,209	29,588
11	17,275	19,675	22,618	24,725	31,264
12	18,549	21,026	24,054	26,217	32,909
13	19,812	22,362	25,472	27,688	34,528
14	21,064	23,685	26,873	29,141	36,123
15	22,307	24,996	28,259	30,578	37,697
16	23,542	26,296	29,633	32,000	39,252
17	24,769	27,587	30,995	33,409	40,790
18	25,989	28,869	32,346	34,805	42,312
19	27,204	30,144	33,687	36,191	43,820
20	28,412	31,410	35,020	37,566	45,315
21	29,615	32,671	36,343	38,932	46,797
22	30,813	33,924	37,659	40,289	48,268
23	32,007	35,172	38,968	41,638	49,728
24	33,196	36,415	40,270	42,980	51,179
25	34,382	37,652	41,566	44,314	52,620
26	35,563	38,885	42,856	45,642	54,052
27	36,741	40,113	44,140	46,963	55,476
28	37,916	41,337	45,419	48,278	56,893
29	39,087	42,557	46,693	49,588	58,302
30	40,256	43,773	47,962	50,892	59,703

Table du t de Student

ddl	p = 0,10	p = 0,05	p = 0,02	p = 0,01	p = 0,001
1	6,314	12,706	31,821	63,657	636, 62
2	2,920	4,303	6,965	9,925	31,598
3	2,353	3,182	4,541	5,841	12,924
4	2,132	2,776	3,747	4,604	8,610
5	2,015	2,571	3,365	4,032	6,869
6	1,943	2,447	3,143	3,707	5,959
7	1,895	2,365	2,998	3,499	5,408
8	1,860	2,306	2,896	3,355	5,041
9	1,833	2,262	2,821	3,250	4,781
10	1,812	2,228	2,764	3,169	4,587
11	1,796	2,201	2,718	3,106	4,437
12	1,782	2,179	2,681	3,055	4,318
13	1,771	2,160	2,650	3,012	4,221
14	1,761	2,145	2,624	2,977	4,140
15	1,753	2,131	2,602	2,947	4,073
16	1,746	2,120	2,583	2,921	4,015
17	1,740	2,110	2,567	2,898	3,965
18	1,734	2,101	2,552	2,878	3,922
19	1,729	2,093	2,539	2,861	3,883
20	1,725	2,086	2,528	2,845	3,850
21	1,721	2,080	2,518	2,831	3,819
22	1,717	2,074	2,508	2,819	3,792
23	1,714	2,069	2,500	2,807	3,767
24	1,711	2,064	2,492	2,797	3,745
25	1,708	2,060	2,485	2,787	3,725
26	1,706	2,056	2,479	2,779	3,707
27	1,703	2,052	2,473	2,771	3,690
28	1,701	2,048	2,467	2,763	3,674
29	1,699	2,045	2,462	2,756	3,659
30	1,697	2,042	2,457	2,750	3,646
∞	1.60	1.96	2.33	2.58	3.29

Table de la loi normale réduite

Z	0,00	0,01	0,02	0,03	0,04	0,05	0,06	0,07	0,08	0,09
0.00	1.00	.992	.984	.976	.968	.960	.952	.944	.936	.928
0.10	.920	.912	.904	.897	.887	.881	.873	.865	.857	.849
0.20	.841	.834	.826	.818	.810	.803	.795	.787	.779	.772
0.30	.764	.757	.742	.741	.734	.726	.719	.711	.704	.697
0.40	.689	.682	.674	.667	.660	.653	.646	.638	.631	.624
0.50	.617	.610	.610	.596	.589	.582	.575	.569	.562	.555
0.60	.549	.542	.542	.529	.522	.516	.509	.503	.497	.490
0.70	.484	.478	.472	.465	.459	.453	.447	.441	.435	.430
0.80	.424	.418	.412	.407	.401	.395	.390	.384	.379	.373
0.90	.368	. 363	.358	.352	.347	.342	.337	.332	.327	.322
1.00	.317	.313	.308	.303	.298	.294	.289	.285	.280	.276
1.10	.271	.267	.263	.258	.254	.250	.246	.242	.238	.234
1.20	.230	.226	.222	.219	.215	.211	.208	.204	.201	.197
1.30	.194	.190	.187	.184	.180	.177	.174	.171	.168	.165
1.40	.162	.159	.156	.153	.150	.147	.144	.142	.139	.136
1.50	.134	.131	.129	.126	.124	.121	.119	.116	.114	.112
1.60	.110	.107	.105	.103	.101	.100	.097	.095	.093	.091
1.70	.089	.089	.085	.084	.082	.080	.078	.077	.075	.073
1.80	.072	.070	.069	.067	.066	.064	.063	.062	.060	.059
1.90	.057	.056	.055	.054	.052	.051	.050	.049	.048	.047
2.00	.046	.044	.043	.042	.041	.040	.039	.038	.038	.037
2.10	.035	.035	.034	.033	.032	.032	.031	.030	.029	.029
2.20	.028	.027	.026	.026	.025	.024	.024	.023	.023	.022
2.30	.021	.021	.020	.020	.019	.019	.018	.018	.017	.017
2.40	.016	.016	.016	.015	.015	.014	.014	.014	.013	.013
2.50	.012	.012	.012	.011	.011	.011	.010	.010	.010	.010
2.60	.009	.009	.009	.009	.008	.008	.008	.008	.007	.007
2.70	.007	.007	.007	.006	.006	.006	.006	.006	.005	.005
2.80	.005	.005	.005	.005	.004	.004	.004	.004	.004	.004
2.90	.004	.004	.004	.003	.003	.003	.003	.003	.003	003
3.00	.003									

Valeurs significatives de r

N P =	*0,10 p =*	*0,05 p =*	*0,02 p =*	*0,01*
5	.81	.88	.93	.96
6	.73	.81	.88	.92
7	.67	.75	.83	.87
8	.62	.71	.79	.83
9	.58	.67	.75	.80
10	.55	.63	.72	.76
11	.52	.60	.69	.73
12	.50	.58	.66	.71
13	.48	.55	.63	.68
14	.46	.53	.61	.66
15	.44	.51	.59	.64
16	.43	.50	.57	.62
17	.41	.48	.56	.61
18	.40	.47	.54	.59
19	.39	.46	.53	.58
20	.38	.44	.52	.56
21	.37	.43	.50	.55
22	.36	.42	.49	.54
27	.32	.38	.45	.49
32	.30	.35	.41	.45
37	.27	.32	.38	.42
44	.26	.30	.36	.39
47	.24	.29	.34	.37
52	.23	.27	.32	.35
62	.21	.25	.29	.32
72	.20	.23	.27	.30
82	.18	.22	.26	.28
92	.17	.21	.24	.27
102	.16	.19	.23	.25

Références bibliographiques

- Accardi J. et Dainèche B., « Place de la parole dans la méthode clinique en sciences de l'éducation » in *Les Sciences de l'éducation en questions*, université de Provence, 2001, p. 163-165.

- Adler P.A. et Adler P., *Membership Roles in Field Research*, Newbury Park Sage Publications, 1987.

- Affergan F., *La Pluralité des mondes*, Paris, Albin Michel, 1997.

- Ardoino J., « L'implication » in *Se former. Pratiques et apprentissages de l'éducation*, n° 511, mars 1992, p. 1-8.

- Bachelard G., *La Formation de l'esprit scientifique*, Librairie philosophique, Paris, J. Vrin, 1996.

- Bandura A., *L'apprentissage social*, Édition Mardaga, Bruxelles, 1976.

- Bernard C., *Leçons de physiologie expérimentale*, Paris, Éditions Baillère et Fils, 1855-1856.

- Bernard C., *Principes de médecine expérimentale*, Paris, PUF, 1987.

- Bisly M., « Stratégie de la recherche », in *ARSI*, n° 18, 1989, p. 27-38.

- Bideaud J., Pedinelli J.-L. et Boudé O., *L'Homme en développement*, Paris, PUF, 1993.

- Blanchet A., Giglione R., Massonnat J. et Trognon A., *Les Techniques d'enquête en sciences sociales*, Paris, Dunod, 1987.

- Bloch M., *Apologie pour l'histoire ou Métier d'historien*, Paris, Armand Collin, 1993.

- Braudel F., *La Méditerranée et le Monde méditerranéen à l'époque de Philippe II*, Paris, A. Colin, 1949.

Références bibliographiques

■ Copans J., *L'Enquête ethnologique de terrain*, Paris, Nathan/HER, 1999.

■ Coulon A., *L'ethnométhodologie*, « Que sais-je ? », Paris, PUF, 1996 (1ère éd. 1987).

■ De Ketele J.-M., *Observer pour éduquer*, Berne, Peter Lang, 1980.

■ De Ketele J.-M., *Méthodologie de l'observation*, Bruxelles, De Boeck, 1988.

■ Descartes R., « Discours de la méthode » in *Œuvres de Descartes*, Tome Premier, Paris, Édition Victor Cousin, 1824.

■ Desprêt V., *La danse du crathérope écaillé, Naissance d'une théorie éthologique*, Paris, Les empêcheurs de tourner en rond, 1997.

■ Ducrot S., *Méthodologie de la recherche en sciences de l'éducation : La méthode expérimentale*, Aix-en-Provence, Laboratoire Parole et langage et Université de Provence, 2001.

■ Erny P., « Ethnologie, ethnographie, anthropologie », Les sciences de l'éducation en questions, Aix-en-Provence, université de Provence, 2002, p. 1-21.

■ Eymard C., « La parole comme objet d'étude de la recherche clinique en Sciences de l'éducation : Conversation entre Chantal Eymard et Michel Vial », in *Les sciences de l'éducation en questions*, Aix-en-Provence, université de Provence, 2001, p. 193-206.

■ Eymard C. et Thuilier O., « Méthode clinique, recherche de terrain » in *Les sciences de l'éducation en questions*, Aix-en-Provence, université de Provence, 2001, p. 165-180.

■ Eymard C., « La problématisation méthodologique dans la formation à la recherche », in *Les cahiers de la recherche en éducation*, vol. 7, n° 2, Édition du CRP, 2000, p. 293-312.

■ Eymard C., « La recherche en soins infirmiers : Quelles méthodes ? » in *Soins Formation Pédagogie Encadrement*, n° 28, 1998, p. 8-15.

■ Feyerabend P., *Contre la méthode, Esquisse d'une théorie anarchiste de la connaissance*, Paris, Seuil, 1979.

■ Finley M.I., *Économie et société en Grèce ancienne*, Paris, La Découverte, 1984.

■ Garfinkel H., *Studies in Ethomethodology*, Englewood cliffs, 1967.

■ Garfinkel H. et Sacks H., « On Formal Structures of Pratical Action » in Kinney M. et Tiryakan E.A., *Theoretical Sociology : Perspectives and developments*, New York, Appleton-Century-Crofts, 1970, p. 337-366.

■ Géraud M.-O., Leservoisier O. et Poitier R., *Les notions clés de l'ethnologie*, Paris, Armand Colin, 1998.

■ Gianola D., *Les patients positifs et leurs secrets...*, Travail de fin d'études, Institut de formation en soins infirmiers du syndicat inter hospitalier des pays d'Aix, 2002.

■ Gilles P.Y., *Psychologie différentielle*, Rosny, Bréal, 1999.

■ Grimaud V., *New Dehli, pratiques et significations de l'habitat indien moderne*, Thèse de 3e cycle, Paris, université Paris-X, 1982.

■ Genthon M., *Dans la continuité des travaux de Michèle Genthon, Apprentissage-Évaluation-Recherche (Genèse des interactions complexes comme ouvertures régulatrices)*, Aix-en-Provence, université de Provence, département des sciences de l'Éducation, 1997.

■ Hoc H.J.M., *Psychologie cognitive de la planification*, Paris, PUF, 1987.

Références bibliographiques

■ Huteau M., *Psychologie différentielle : Cours et Exercices*, 2e éd., Paris, Dunod, 2002.

■ Jacobi B., *Cents mots pour l'entretien clinique*, Ramonville-Saint-Ange, Ciclamen, 1995.

■ Jacobi D. et Simonian C., « L'anxiété dans les salles d'attentes. Eléments méthodologiques sur l'observation » in *Revue des professions de santé*, Symbiose, n° 56, 1987, p. 27-34.

■ Joutard Ph., « Mémoire collective » in *Dictionnaire des sciences historiques*, Paris, PUF, 1986.

■ Khun T.S., *La Structure des révolutions scientifiques*, Paris, Flammarion, 1962, trad. française 1983.

■ Laplantine F., *La Description ethnographique*, Paris, Nathan/HER, 2000.

■ Lautrey J., *Classe sociale, milieu familial, intelligence*, Paris, PUF, 1980.

■ Lautrey J., *Universel et différentiel en psychologie*, Paris, PUF, 1995.

■ Lautrey J., De Ribeaupierre A., Rieben L., « L'intégration des aspects génétiques et différentiels du développement » in M. Reuchlin, F. Longeot, C. Marandaz et T. Ohlmann (Eds.), *Connaître différemment*, Nancy, PUN, 1990.

■ Lecerf Y., *Ethnométhodologies, formation permanente. Pratiques de formation (analyses)*, Saint-Denis, université de Vincennes-Saint-Denis (Paris -VIII), 1985.

■ Lévi–Strauss C., *Anthropologie structurale*, Paris, Plon, 1973.

■ Massonnat J., « Observer » in Blanchet A., Ghiglione R., Massonnat J. et A.Trognon, *Les Techniques d'enquête en sciences sociales*, Paris, Dunod, 1987.

■ Malinowski B., *Les Argonautes du Pacifique occidental*, Paris, Gallimard, 1993.

■ Morin E., *Autonomie et indépendance de la science*, Quadrature n° 30, 1997.

■ Nouschi A., *Initiation aux sciences historiques*, université de Tours, Paris, Nathan, 1993.

■ Peneff J., *L'Hôpital en urgence : étude par observation anticipante*, Paris, Métaillé, 1992.

■ Piaget J., *Réussir et comprendre*, Paris, PUF, 1974.

■ Pieron H., *La Psychologie différentielle*, Paris, PUF, 1949.

■ Pourtois J.P., Desmet H., *Épistémologie et instrumentation en sciences humaines*, Bruxelles, Mardaga, 1988.

■ Quéré L., « L'argument sociologique de Garfinkel » in *Arguments ethnométhodologiques - Cahiers de recherche ethnométhodologique*, Saint-Denis, université Paris-VIII, 1984, p. 100-137.

■ Raynal F. et Rieuner A., *Pédagogie : dictionnaire des concepts clés*, Issy-les-Moulineaux, ESF éditeur, 1997.

■ Reuchlin M., « Variables différentielles, Recherches fondamentales » in *Revue de Psychologie française*, Tome 29, n° 1, 1984.

■ Reuchlin M., *La Psychologie différentielle*, Paris, PUF, 1997.

■ Revel J., *Le fardeau de la mémoire*, Revue Scientifique Correspondances, Bulletin scientifique de l'IRMC (Institut de recherche du Maghreb contemporain), n° 55, mars-avril 1999, p. 3-9.

■ Rey A., *Dictionnaire historique de la langue Française*, Paris, Le Robert, 1997.

■ Rieben L., « Le style d'apprentissage » in *Revue Éducation et francophonie*, Volume XXVIII, n° 1, printemps-été 2000.

■ Rosenthal, C. et Frémontier-Murphy, C., *Introduction aux méthodes quantitatives en sciences humaines et sociales*, Paris, Dunod, 2001.

■ Saly P., Hincker F., L'Huillier M.C., Scot J.P. et Zimmermamn M., *Le Commentaire de documents en histoire*, Paris, Armand Colin, coll. « Cursus », 1997.

■ Seignobos C., *La Méthode historique appliquée aux sciences sociales*, Paris, Alcan, 1901.

■ Thuillier G. et Tulard J., *La Méthode en Histoire*, « Que sais je ? », Paris, PUF, 1986.

■ Vial M., « Ceci n'est pas un lexique : 25 mots pour la recherche en Sciences de l'éducation » in *Revue Les sciences de l'éducation en questions*, Aix-en-Provence, université de Provence, 1999, p. 97-122.

■ Vial M. (sous la direction de Chantal Eymard et Michel Vial), « Des critères pour la pratique d'une méthode clinique dans la recherche en Sciences de l'éducation », in *La clinique Essai 2. Une méthode pour la recherche en sciences de l'éducation..., Les sciences de l'éducation en questions*, Aix-en-Provence, université de Provence, 2001, p. 125-149.

■ Vial M., « Une méthode de recherche pour l'*ethnos* » in *Les sciences de l'éducation en questions*, Aix-en-Provence, université de Provence, 2001, p. 121-159.

■ Vigotsky L.S., *Play and its Role in the mental Development in Child*, Sov Psychol 5, p. 5-18.

Composition, mise en page : *CAHOUÉ Compogravure*, Toulouse.

Achevé d'imprimer en mai 2004
sur les presses de l'imprimerie SAGIM-CANALE

Dépôt légal : août 2003
N° d'impression : 7475
Imprimé en France